Susanne Oswald

Entspannung
für Körper und Seele

W0190972

GONDROM

Susanne Oswald ist ausgebildete Heilpraktikerin und betreibt seit einigen Jahren ihre eigene Praxis in St. Georgen im Schwarzwald. Ihre Schwerpunkte sind Wirbelsäulen-, Reflexzonen- und Hypnotherapie, Autogenes Training und Reiki.

© Gondrom Verlag GmbH, Bindlach 2008

Produktion: Medienprojekte München
Covergestaltung: Katharina Schweissguth, München
Coverfoto: gettyimages/Imagemore Co., Ltd.

011

ISBN 978-3-8112-3100-9

5 4 3 2 1

www.gondrom-verlag.de

Inhalt

Entspannung ist wichtig

Oft belächelt, selten ernst genommen – Entspannung ist ein wichtiger Bestandteil des Lebens. Bewusst entspannen stärkt die Lebensfreude und hilft die Gesundheit zu erhalten. Entspannen bedeutet nicht Nichtstun. Es ist ein aktiver Prozess des Loslassens.

Entspannungsphasen geben Ihnen die Kraft, Ihren Alltag zu meistern und positiv durch das Leben zu gehen. So ist ein entspannter Mensch eine Wohltat für sich selbst und seine Umwelt. Manager haben dies schon lange erkannt und beherrschen die Kurzzeitentspannung meist perfekt. Fünf Minuten direkt am Schreibtisch genügen oft, um das nächste Meeting konzentriert zu bewältigen.

Bedenken Sie: Das Leben ist keine Generalprobe, es ist die erste und einzige Aufführung Ihres ganz persönlichen Stücks. Machen Sie das Beste daraus!

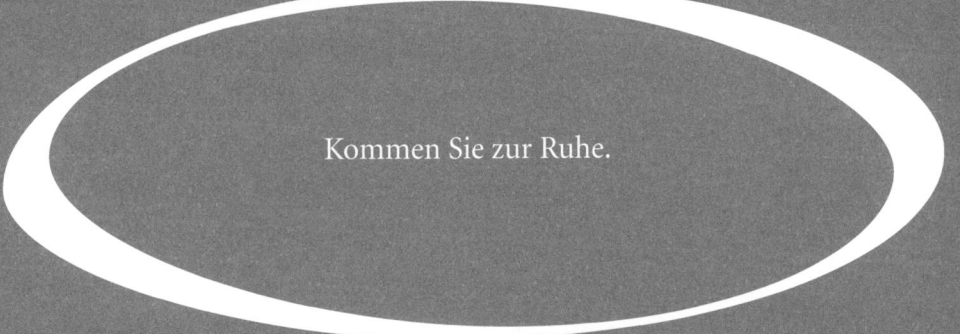

Kommen Sie zur Ruhe.

Entspannung als Zeit der Regeneration

Viele Menschen haben verlernt, auf die eigenen Bedürfnisse zu achten und rechtzeitig Pausen einzulegen. Immer nur mit Vollgas die Straße des Lebens entlangzurasen, bringt Sie nicht schneller ans Ziel. Wenn Sie ständig auf einem hohen Niveau powern, ist irgendwann der Tank leer. Die notwendigen Regenerationsphasen sind länger, wenn Ihr Energielevel Null erreicht hat. Ihre Leistungskurve fällt extrem ab.

Lernen Sie deshalb, rechtzeitig Pausen einzulegen, und Sie werden feststellen: Sie haben einen gleichmäßigeren Energielevel, der eine konstante Leistung zulässt.

Entspannung bedeutet, neue Energien aufzunehmen. So wie Sie Ihr Fahrzeug auftanken, so sollten Sie es auch mit sich selbst tun. Ihren Brennstoff bekommen Sie durch Entspannung an Ihrer persönlichen Energietankstelle. Diese Tankstellen haben vielerlei Gesichter und Formen und dienen alle dem gleichen Ziel: Sie bekommen dort neue Kraft für Ihr tägliches Leben.

Im Berufsleben wird Leistung erwartet. In der Familie verlässt man sich auf Sie. Das Leben hält tagtäglich Steilhänge bereit, die Sie überwinden müssen. Probleme, die es zu lösen gilt. Mit der notwendigen Gelassenheit bewältigen Sie diese Anforderungen viel leichter.

Oftmals hilft eine Entspannungsübung auch, den Blickwinkel zu verändern. Aus einer anderen Perspektive zeigt sich die Lösung eines Problems manchmal von selbst.

Ein weiterer Punkt ist die Wertschätzung, die Sie sich selbst erweisen, wenn Sie auf Ihre Bedürfnisse eingehen. Würden Sie mit den Kräften Ihrer Mitmenschen Raubbau betreiben? Nein? Warum sollten Sie sich selbst weniger wert sein als Ihre Mitmenschen? Liebe und Achtung fangen nicht bei den Anderen an, sondern bei Ihnen selbst. Nur wer sich selbst liebt und wertschätzt, kann auch seinen Nächsten achten. Entspannung ist eine Möglichkeit, die Eigenliebe zu stärken, sich selbst anzunehmen.

Entspannung ist Gesundheitsvorsorge

Wenn Sie regelmäßige Entspannung in Ihr tägliches Leben einbauen, betreiben Sie aktive Gesundheitsvorsorge. In diesen Phasen werden Selbstheilungskräfte aktiviert und Stress abgebaut. Viele Krankheiten sind zumindest zum Teil durch Stress verursacht.

Nutzen Sie Ihre Pausen bewusst. Tun Sie nicht einfach nichts, sondern entspannen Sie aktiv. Damit geben Sie Ihrem Körper, Ihrer Seele und Ihrem Geist die Möglichkeit, zu regenerieren.

Da Sie mit Entspannung Ihre Gesundheit stärken, ist auch mangelnde Zeit kein Argument.

Nehmen Sie sich die Zeit für Entspannung.

Lassen Sie den Alltag los.

Positive Wirkungen von Entspannung

Entspannung wirkt immer auf allen Ebenen positiv, aber wenn Sie bewusst körperliche Anspannung wahrgenommen haben, dann werden Sie die Entspannung auch körperlich am deutlichsten spüren. Wenn Sie jedoch intensiv in sich hineinspüren, dann bemerken Sie auch die Veränderungen an Seele und Geist.

Körperlich: Die Abwehr wird angeregt und gestärkt, Sie sind weniger krankheitsanfällig.

∾ Durch die Umschaltung von Stress auf Entspannung werden die Verdauung gefördert und innerkörperliche Prozesse beschleunigt.

∾ Der Blutdruck reguliert sich. Die Gefäße weiten sich, die Sauerstoffversorgung wird verbessert.

∾ Nervöse Herzrhythmusstörungen können sich auflösen, allerdings muss das unbedingt ärztlich abgeklärt und eine körperliche Ursache ausgeschlossen werden!

Geistig: Ihre Konzentrationsfähigkeit steigt. Ihre Gedanken kommen zur Ruhe, verwirrte Gedanken entknoten sich, wodurch manche Probleme ihre Lösung finden. Kreative Prozesse werden angeregt, oft kommen in der Entspannung die bekannten Geistesblitze, die sich vorher im krampfhaften Bemühen nicht zeigen wollten.

Seelisch: Ihre Nerven entwickeln sich von leicht reißbaren Fäden zu starken Seilen. Sie fühlen sich ausgeglichen und stark. Mit starken Nerven meistern Sie gelassen die Stürme des Alltags.

Entspannung tut gut

Ein Mensch, der gelassen die Herausforderungen des Lebens bewältigen kann, fühlt sich wohler. Aufgaben des Alltags erscheinen Ihnen nicht mehr bedrohlich, denn Sie wissen, dass Sie die nötige Kraft besitzen, sie zu erfüllen. Das gibt Ihnen ein gutes Gefühl.

Dieses Wohlbefinden wirkt sich auf das Umfeld aus, es entwickelt eine positive Eigendynamik. Wenn Sie ungeduldig und gereizt sind, ernten Sie Missmut. Lächeln Sie aber, ernten Sie Freude.

Freude zu ernten steigert das eigene Wohlbefinden, dadurch wird das Lächeln gestärkt und Sie ernten noch mehr Freude. Eine Spirale des Glücks, die Sie selbst aktivieren können – versuchen Sie es!

Steigern Sie Ihr Wohlbefinden.

Das innere Gleichgewicht

Tag für Tag müssen Sie Ihre Frau oder auch Ihren Mann stehen. Es gilt Anforderungen zu erfüllen, den Alltag zu meistern. Um dies leisten zu können, benötigen Sie Kraft. Kraft wiederum erhalten Sie, wenn Sie in sich selbst stabil sind, im Gleichgewicht.

Dieses Gleichgewicht ist vielen Belastungen ausgesetzt, von allen Seiten wird an Ihnen gezogen und gezerrt, und Sie sind in ständiger Gefahr, aus der Balance zu kommen. Jeder Mensch entwickelt im Laufe seines Lebens Strategien, um das alles durchzustehen. Allerdings gehen diese Strategien oft auf Kosten der Gesundheit. Nehmen Sie sich Zeit für regelmäßige Entspannung, laden Sie Ihren Akku rechtzeitig wieder auf, und stärken Sie damit Ihr inneres Gleichgewicht. Sie werden den Alltag leichter bewältigen und die täglichen Anforderungen besser erfüllen.

Vergessen Sie Strategien, die Ihnen die Kraft rauben, und finden Sie zur Entspannung als regenerative Möglichkeit.

Innerhalb der Entspannungsübungen können Sie frei wählen, was Ihrem Typus entspricht. Es ist nicht wichtig, ob Sie Atemübungen, aktive Entspannung, autogenes Training oder Fantasiereisen machen – Hauptsache Sie entspannen sich.

Das Leben ist keine Autobahn, die wir entlangheizen sollen, es ist eine Straße, die zum Verweilen einlädt, ein Weg, den Sie genießen sollen. Dann haben Sie Ihr inneres Gleichgewicht und die Kraft, um auftretende Hindernisse unbeschadet zu überwinden.

Nehmen Sie sich ein Beispiel an den Katzen. Die stürmen auch nicht einfach zur Haustür hinaus. Sie verharren einen Moment auf der Türschwelle und betrachten sich die Welt in aller Ruhe. Sie gehen bedächtig mit den Herausforderungen um und können gelassen den ersten Schritt tun, denn Sie wissen, was Sie erwartet. Sie sind im Gleichgewicht und dadurch gesichert.

Stress – immer unser Feind?

Ein gewisses Maß an Stress ist notwendig und erwünscht. Stellen Sie sich eine Waage vor: In der einen Waagschale ist Ihr Wohlbefinden, in der anderen Ihr Stress. Solange die Schalen in der Waage sind, ist der Stress gut, es ist sogenannter Eustress.

Haben Sie zu viel Arbeit, sind Sie überfordert, dann kippt diese Seite der Waage nach unten, Sie verlieren Ihr Gleichgewicht, der Stress wird zum Disstress.

Aber auch eine Unterforderung hat diese Wirkung. Wenn Sie Arbeit und Anforderungen aus der Schale nehmen, dann kippt die Waage zur anderen Seite – und auch das bedeutet Disstress.

Dieses Fehlen von Stress, dieser Mangel an Herausforderungen, hat auch einen Namen. Es handelt sich um das Bore-out-Syndrom. Es ist das Gegenteil des Burn-out-Syndroms und in der Wirkung genauso katastrophal. Es bedeutet, dass Sie nie oder nur selten gefordert sind, volle Leistung zu bringen. Das laugt auf Dauer genauso aus wie ständige Überforderung.

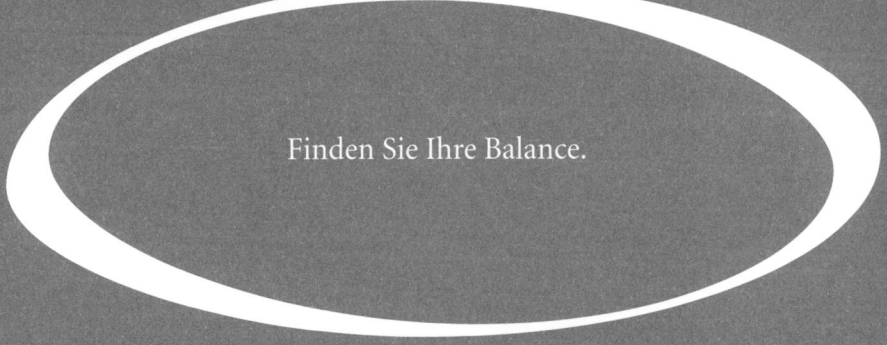

Finden Sie Ihre Balance.

Umschalten und Ausgleichen

Nehmen Sie sich die Zeit, regelmäßig von Stress auf Entspannung umzuschalten. Kurze Pausen, ein bewusstes Durchatmen wirken wahre Wunder.

Bekämpfen Sie den Stress nicht, sondern lenken Sie ihn um. Sie haben inzwischen gelernt, dass ein gewisses Maß an Stress nicht nur akzeptabel, sondern sogar erwünscht ist. In diese gesunden Bahnen müssen Sie ihn lenken.

Oft gestaltet sich das Leben so, dass Sie nicht steuern können, was alles auf Sie einströmt. Aber Sie haben den Umgang mit diesen Flutwellen des Alltags in der Hand. Sie können sich mitreißen lassen und völlig erschöpft um das Überleben kämpfen, oder Sie können lernen, sie zu kanalisieren, sodass die Flutwellen an Macht verlieren.

Fragen Sie sich zunächst, ob wirklich alles von Ihnen erledigt werden muss. Vielleicht können Sie einen Teil der Aufgaben delegieren?

Setzen Sie Prioritäten. Ein Arbeiter kann auch nicht fünf Häuser gleichzeitig bauen. Er ist auf einer Baustelle, wenn dort eine Pause entsteht, vielleicht noch auf einer Zweiten, mehr nicht.

Teilen Sie sich Ihre Kraft ein und tanken Sie rechtzeitig auf. Das fördert Ihre Leistungsfähigkeit.

Beachten Sie bei der Tagesplanung Ihren individuellen Rhythmus. Sind Sie ein Morgenmensch, dann packen Sie sich den Vormittag mit schwierigeren Aufgaben voll, nutzen Sie diese Hochphase.
Sind Sie ein Morgenmuffel, dann suchen Sie sich die weniger anspruchsvollen Aufgaben für die erste Zeit des Tages und steigen Sie voll ein, wenn Sie richtig wach sind.

Probieren Sie es aus, lernen Sie sich und Ihren Rhythmus kennen.

Stress erkennen

Stress ist nicht immer offensichtlich, und in der Hektik des Alltags merken wir oft gar nicht, dass wir gestresst sind. Aber es gibt ein paar Symptome, die darauf hindeuten.

Mögliche körperliche Symptome: Pulsrasen, ein heißes Gesicht, Nervenzucken, nervöses Finger- und Zehenwackeln, Magenschmerzen, Durchfall/Verstopfung, Kopfschmerzen, angespannte Kiefermuskeln, Zornfalte auf der Stirn, hochgezogene Schultern, Schlafstörungen, Appetitlosigkeit oder Heißhunger, Tinnitus.

Mögliche seelische oder geistige Symptome: Ängste, Konzentrationsprobleme, Gereiztheit, Gefühl der Überforderung, Gedankenkarussell.

Stress ist ein Gestaltenwandler und zeigt sich bei jedem Menschen anders.

Hören Sie auf Ihren Körper.

Stress vorbeugen

Wenn Sie sich bewusst beobachten, sich selbst wahrnehmen, dann können Sie den Stress erkennen und Gegenmaßnahmen ergreifen. Sie können aber auch schon im Vorfeld dafür sorgen, dass Stress gar nicht erst entsteht:

∾ Denken Sie bei Ihrer Tagesplanung an die wichtigen Pausen.

∾ Gehen Sie zu Terminen früh genug aus dem Haus, sodass kein Zeitdruck entsteht.

∾ Bereiten Sie sich auf Prüfungen so gut vor, dass Sie sich auf Ihr Wissen verlassen können.

∾ Wenn Sie eine weite Strecke fahren müssen, dann meiden Sie Knotenpunkte zu Hoch-Zeiten.

Sie sehen, ein gut und mit ausreichend Raum geplanter Alltag gibt dem Stress nur wenig Chancen, sich breitzumachen.

Auch ein regelmäßiger Lebensrhythmus sorgt für ein stressfreies Leben. Dazu gehören regelmäßige Mahlzeiten, ein nach Möglichkeit gleichbleibender Schlaf-Wach-Rhythmus, kurz: eine gewisse Routine im Alltag.

Dies alles sind äußere Faktoren, auf die Sie durchaus Einfluss nehmen können. Aber zementieren Sie Ihre selbst aufgestellten Regeln nicht in Beton, sonst wird Ihnen dieser Käfig bald zu eng, und das wäre erneuter Stress. Lockere Regelungen, die bei Bedarf durchaus Änderungen vertragen, das sollte Ihr Ziel sein.

Wenn Sie sich also angewöhnen von 9 bis 10 Uhr die Wäsche zu bügeln und von 10 bis 11 Uhr einkaufen zu gehen, dann tut Ihnen diese Regelmäßigkeit gut und es kommt kein Stress auf. Werden Sie aber in dieser Zeit dringend von einer Freundin benötigt, die jemanden zum Reden braucht, dann sollten Sie gelassen und ohne schlechtes Gewissen diesen Plan etwas abändern. Am nächsten Tag finden Sie mit Leichtigkeit wieder in den Ablauf hinein.

Möglichkeiten der Entspannung

Entspannungsübungen gibt es ungefähr so viele wie Sterne am Himmel. Dadurch hat jeder Mensch die Chance, für sich das Richtige zu finden. Nutzen Sie Ihre Vorlieben und Ihre Stärken, und zwängen Sie sich nicht in etwas, was Ihrem Wesen widerspricht.

Einem ruhigen Menschen, der gerne einmal auf dem Sofa liegt, fällt autogenes Training bestimmt nicht schwer. Sind Sie aber dauernd unter Strom, und empfinden Sie es als Strafe, fünf Minuten ruhig zu sitzen, dann versuchen Sie es besser mit körperaktiver Entspannung wie Progressiver Muskelentspannung oder Massagen.

Sie können Übungen auch kombinieren, erst den Körper oder Geist anstrengen, und ihm dann die Pause gönnen.

Seien Sie neugierig, und probieren Sie es aus!

Entdecken Sie Ihre persönliche
Lieblingsmethode zur Entspannung!

Ein Lächeln für die Seele

Ein schöner Körper macht noch lange keinen schönen Menschen.

Ohne die richtige Ausstrahlung, ohne ein inneres Lächeln können Sie nicht wirklich schön sein. Also lassen Sie uns an Ihrem Lächeln arbeiten.

Gönnen Sie sich und Ihrer Seele Pausen. Das macht fit und bringt wieder Schwung in Ihren Alltag. Und es gibt Ihnen das gewisse Etwas, es macht Sie charismatisch.

Geben Sie Ihrer Seele Raum, sich zu verwirklichen, dann lässt das Glück nicht lange auf sich warten. Um das zu erreichen, müssen Sie lernen, die Bedürfnisse der Seele zu erkennen. Hören Sie in sich hinein, spüren Sie Ihre inneren Vorgänge, nehmen Sie sich Zeit für sich selbst.

Dadurch lernen Sie sich selbst besser kennen und haben die Möglichkeit, Ihr Leben nach Ihren eigenen Bedürfnissen zu gestalten.

Um das zu erreichen, benötigen Sie nur etwas Zeit und Geduld. Aber das Ziel lohnt die Mühe.

Eine besonders schöne Möglichkeit, der Seele ein Lächeln zu entlocken, sind Fantasiereisen. Sie können ganz gezielt mit Bildern arbeiten, die etwas in Ihnen in Gang bringen. Aber selbst ein kurzer schöner Ausflug, ohne sich über die hintergründige Wirkung der Bilder Gedanken zu machen, tut einfach gut.

Hier kommt wieder Ihre Individualität ins Spiel. Wo wären Sie gerne? Wollen Sie einen kurzen Spaziergang am Strand machen? Vielleicht einen Berg besteigen? Oder lieber mitten ins Getümmel eines belebten Marktplatzes, das üppige Angebot bewundern und beschnuppern? Alles ist erlaubt, solange Sie sich wohl fühlen!

Vorstellungskraft

Um mit der Fantasie zu reisen, sollten Sie erst einmal herausfinden, was für ein Vorstellungstyp Sie sind. Welcher Ihrer Sinne spricht besonders leicht an, wenn Sie die Augen schließen und mit Ihrer Fantasie spazieren gehen?

Wenn Sie Ihre Vorstellungskraft kennen, dann können Sie damit spielen. Sie können Ihre Stärken nutzen und ohne Anstrengung diesen Sinn ansprechen, oder Sie können die schwächeren Sinne fördern und mit etwas Übung stärken. Auch hier gibt es kein Richtig oder Falsch. Es gibt nur Bedürfnisse, die sich immer wieder ändern können.

Diese Freiheit, selbst zu entscheiden, wonach Ihnen gerade ist, ist schon ein erster Schritt in die Entspannung. Kein Dogma, in das Sie Ihre Seele pressen, sondern ein Meer der Möglichkeiten, in dem Sie sich frei entfalten dürfen.

Geben Sie Ihrem
Unterbewusstsein Bilder.

Welcher Imaginationstyp sind Sie?

Machen Sie den folgenden Test: Schließen Sie für einige Minuten die Augen und begeben Sie sich auf einen Waldspaziergang. Nehmen Sie alle Sinne mit, und lassen Sie sich Zeit dabei.

Sehen: Können Sie die Bäume sehen? Was für Pflanzen gibt es noch in Ihrem Wald? Schauen Sie sich um. Richten Sie den Blick auch nach oben, können Sie den Himmel zwischen den Bäumen sehen?

Riechen: Nun atmen Sie einmal tief ein. Was riechen Sie? Frische, klare Waldluft? Erde? Blütenduft?

Schmecken: Pflücken Sie eine der Walderdbeeren oder Heidelbeeren, die in Ihrem Wald in großen Mengen wachsen. Stecken Sie die Beere in den Mund, und schmecken Sie die herrliche Süße.

Tasten: Gehen Sie zu einem Baum hin und berühren seine Rinde. Fühlen Sie, wie borkig die Rinde ist, rau und uneben. Lassen Sie Ihre Finger den Baum entlang wandern, und nehmen Sie die Eindrücke auf. Achten Sie auch auf Ihre Füße. Wie fühlt sich der Boden an? Steinig und uneben, oder herrlich weich vom Moos?

Hören: Sie können sich an Ihren Baum lehnen und einen Moment innehalten. Was hören Sie? Vogelgezwitscher? Das Rauschen des Windes in den Baumwipfeln? Knacken Zweige? Raschelt das Unterholz?

Sie haben nun einen Waldspaziergang mit all Ihren Sinnen erlebt. Sie haben herausgefunden, welcher Ihrer Sinne besonders leicht anspricht. Dieses Wissen können Sie nutzen.

Wollen Sie Ihre Wahrnehmung schulen und gezielt mit den schwächer ausgeprägten Sinnen arbeiten? Oder wollen Sie möglichst effektiv entspannen und Ihre Zeit für sich genießen? Dann nehmen Sie den Sinn, der am stärksten und schnellsten reagiert.

Fantasiereisen und Symbole

Wenn Sie Ihre Fantasie auf Reisen schicken, können Sie mit den entsprechenden Symbolen dem Unterbewusstsein positive Impulse geben. Diese Symbole finden auch in der Traumdeutung und der analytischen Psychologie Anwendung.

Nehmen Sie die Geschichten als Anregungen um Ihre Lebensfreude zu steigern, die Konzentration zu stärken oder Ihr Selbstbewusstsein aufzubauen.

Die Symbole sind praktisch Transportmittel. Wenn Sie mit einem Symbol arbeiten, dann erfasst Ihr Unterbewusstsein automatisch die Bedeutung, die dieses Symbol in sich trägt. Wenn Sie ängstlich sind und sich in Ihrer Fantasie einen Baum vorstellen, dann gibt er Ihnen Schutz, Sie fühlen sich gestärkt.

Sie müssen für diese Reisen nicht einmal eine Tasche packen. Schließen Sie die Augen und schon beginnt das Abenteuer.

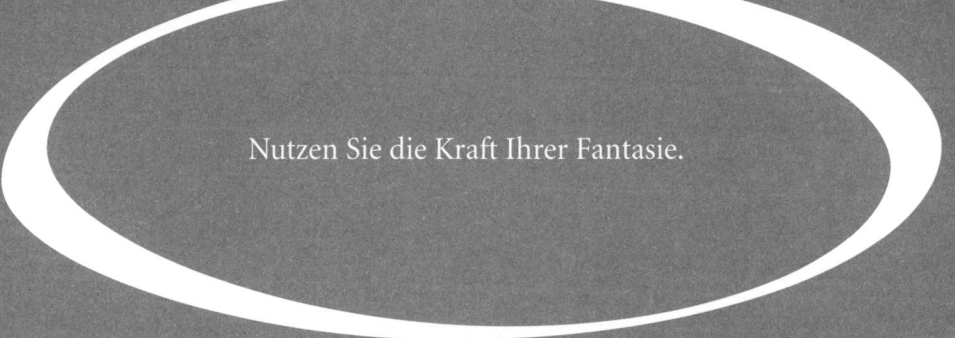

Nutzen Sie die Kraft Ihrer Fantasie.

Mit Delfinen schwimmen

Delfine stehen für Lebensfreude und Konzentration.

Machen Sie in Ihrer Vorstellung einen Strandspaziergang. Lassen Sie sich Zeit, Ihre Bilder zu erleben. Fühlen Sie den Sand unter Ihren Füßen. Spüren Sie die Sonne auf Ihrer Haut. Wenn Sie nun tief einatmen, dann riechen Sie die frische Luft des Meeres, schmecken das Salz auf Ihren Lippen. Hören Sie, wie die Wellen im immer gleichen Kommen und Gehen gegen den Strand spülen, und schauen Sie über das blaue Wasser.

Jetzt entdecken Sie eine Gruppe spielender und schnatternder Delfine. Die Tiere springen und tanzen auf den Wellen. Sie fühlen, dass Sie eingeladen werden, an diesem Spiel teilzunehmen. Glücklich gehen Sie ins Wasser und schwimmen zu den Delfinen hinaus. Die Tiere heißen Sie willkommen und schwimmen um Sie herum, stupsen Sie an. Sie sind wunderbar geborgen und glücklich. Sie streicheln die glatten Körper und wenn Sie mögen, dann zieht Sie auch eines der Tiere durch das

Wasser. Auch unter Wasser, wenn Sie Lust haben. Es ist Ihre Reise und Ihr Erlebnis. Tauchen Sie ein, und freuen Sie sich über diese Reise.

Nehmen Sie Ihre Umgebung wahr, nutzen Sie Ihre Sinne. Ist das Wasser herrlich erfrischend oder angenehm warm? Spüren Sie die Sonnenstrahlen, die Ihren Kopf wärmen? Das Schaukeln der Wellen, das sanft Ihren Körper bewegt.

Fühlen Sie die Freude, die in Ihnen aufsteigt. Die Delfine spielen mit Ihnen und freuen sich über Ihre Gesellschaft. Spüren Sie die Lebensfreude und Sicherheit von den Tieren auf sich übergehen. Nehmen Sie die Energien in sich auf, und tanken Sie Kraft.

Wenn Sie müde sind und genug haben, dann schwimmen Sie an den Strand zurück und ruhen sich im warmen Sand noch ein wenig aus. Ganz langsam werden Sie sich Ihrer Umgebung wieder bewusst und nehmen die Gegenwart wieder wahr. Mit einem tiefen Atemzug verabschieden Sie sich von Ihrer Fantasie. Recken und Strecken, Stöhnen und Seufzen bringen Sie endgültig zurück. Sie öffnen Ihre Augen und sind wieder bereit für neue Aufgaben.

Symbolauswahl

Es gibt eine Vielzahl an Symbolen, die jeweils eine bestimmte Wirkung auf Ihr Unterbewusstsein haben. Einige werden Ihnen in Form der Fantasiereisen vorgestellt, andere nur benannt. Sie können damit Ihre eigenen Reisen zusammenstellen.

Wichtig bei der Persönlichkeitsarbeit ist, dass Sie nicht zu viele Baustellen gleichzeitig eröffnen. Lassen Sie sich Zeit, und nehmen Sie sich ein Ziel nach dem anderen vor, dann lässt der Erfolg nicht lange auf sich warten.

Anfangs fällt es Ihnen vielleicht schwer, eigene Fantasiereisen zu ersinnen. Nur Mut, es ist ganz einfach! Nehmen Sie Szenen aus Ihrem Leben, einen Spaziergang, einen Urlaub am Strand oder in den Bergen, und bauen Sie die Symbole dort mit ein.

Wollen Sie zum Beispiel mit einer Rose arbeiten, dann lustwandeln Sie einfach in einem schönen Garten. Sehen Sie den schönen Rosenstock? Dunkelrot zeigen sich die Blüten und der Duft! Herrlich! Sehen Sie? Riechen Sie? Es ist kinderleicht!

Erkennen Sie die Macht Ihrer Gedanken.

Der Tiger im Dschungel

Der Tiger gibt Ihnen Kraft.

Stellen Sie sich vor, Sie sind im Dschungel. Eine feuchte Wärme umgibt Sie, und der Geruch des Urwalds liegt in der Luft. Schauen Sie sich um. Wie sieht es hier aus? Was für Bäume und Pflanzen gibt es hier? Welche Farben herrschen vor? Was für Blumen gibt es hier? In welchen Farben leuchten sie? Lassen Sie sich Zeit, alles zu erkunden und aufzunehmen.

Sie hören exotische Vögel kreischen. Rechts und links streifen wilde Tiere durch das Dickicht. Was für einen Boden gibt es hier? Wie fühlt sich er an?

Ist der Himmel zu sehen, oder haben die Bäume alles überwuchert? Intensiv nehmen Sie die Eindrücke in sich auf. Atmen Sie tief die Dschungelluft ein, und spüren Sie die Wildnis um sich herum.

Sie entdecken einen Tiger in den Büschen. Katzengleich und geschmeidig schleicht er auf Sie zu. Fast geräuschlos bewegt er sich. Ein wunderschönes Tier. Trotz seiner Wildheit ist er nicht bedrohlich. Sucht er Ihre Nähe? Vielleicht freut er sich über Ihre Gesellschaft, möchte sich streicheln lassen? Oder sind Sie am Ende selbst der Tiger?

Es ist Ihre Fantasie, Sie dürfen die Reise gestalten!

Ein Feld der Kraft umgibt den Tiger und Sie. Sie gehen gemeinsam auf Entdeckungsreise. Egal, wie oder was Sie nun tun, Sie sind sich der Kraft des Tigers bewusst und können sie in sich spüren.

Vielleicht wollen Sie ja auf einen der Bäume klettern und sich im Geäst ein wenig ausruhen?

Hier sind Sie. Mitten im Dschungel und eins mit der Natur. Geborgenheit und Stärke hüllen Sie sicher ein. An einer Quelle können Sie sich erfrischen und an einigen Bäumen wachsen herrlich süße Früchte, die von Ihnen gegessen werden wollen.

Wenn Sie genug erlebt haben und sich gestärkt fühlen, dann kommen Sie in die Gegenwart zurück.

Symbole und ihre Bedeutung

Baum	Leben, Wachstum, Schutz
Biene	Organisation, Fleiß
Elefant	Kraft, Konzentration, Weisheit
Felsen	Stärke, Stabilität, Unveränderlichkeit
Feuer	Reinigung, heilende Energie
Fluss	Unbewusstes, Unterbewusstsein
Licht	Erkenntnis, Erleuchtung
Löwe	Mut
Quelle	Seelische Energie, Ursprung, Klarheit, Reinigung
Rose	Liebe, seelische Einheit
Schlange	Wandlung, Heilung, Instinkt
Sonne	Glück, schöpferische Energie, Selbstentfaltung
Stern	Ideale, geistiges Licht
Tanz	Lebensfreude, Ausdrucksfähigkeit
Tür	Übergang, neue Perspektiven, Möglichkeiten
Wald	Konzentration, Innenleben

Stärken Sie Ihre Fähigkeiten.

Der Feuertanz

Das Feuer reinigt, und der Tanz bringt die Freude.

In Ihrer Vorstellung gehen Sie über eine Wiese auf einen Wald zu. Es ist Nacht, und der Mond scheint hell und beleuchtet den Weg.

Sie können das Gras unter den Füßen spüren. Tief atmen Sie die klare, frische Nachtluft ein. Die Kühle der Nacht tut gut auf der Haut. Die Sterne funkeln am klaren Himmel, und das Licht des Mondes spiegelt sich in einem nahen See wieder. Freudig und erwartungsvoll gehen Sie durch den Wald. Dabei können Sie die mächtigen Bäume bewundern, die den Weg säumen. Wenn Sie Lust haben, bleiben Sie einfach bei einem dieser Wunder stehen. Gehen Sie zu ihm hin, und begrüßen Sie ihn. Strecken Sie die Hände aus, und berühren Sie seine Rinde.

Wie fühlt es sich an?

Der Baum erzählt Ihnen seine Geschichte, wenn Sie nur bereit sind, ihm zu zuhören. Er wird Ihnen von seiner Kraft gerne abgeben.

Dann machen Sie sich wieder auf. Nach einiger Zeit kommen Sie auf eine große Lichtung. Mitten darauf brennt ein großes Lagerfeuer. Die Flammen schlagen hoch, es knistert und flackert lustig vor sich hin. Um das Feuer können Sie viele Wesen sehen, die einen großen Kreis bilden. Gehen Sie etwas näher, und schauen Sie es sich genau an. Wer tanzt da um das Feuer? Sind es Menschen? Vielleicht sind es Freunde von Ihnen oder Ihre Familie? Vielleicht sind es aber auch Engel, die Sie einladen, am Tanz teilzunehmen? Freudig nehmen Sie an dem Feuertanz teil. Sie hüpfen und springen und klatschen in die Hände. Es ist toll. Sie fühlen sich sicher und geborgen und freuen sich über die Einladung zum Tanz. Wenn Sie müde werden, setzen Sie sich auf die Erde und lassen die anderen weiter tanzen, solange sie mögen.

Sie können spüren, wie die Liebe Sie umgibt und die Freude Ihr Herz erfüllt. Nun ist es an der Zeit sich zu verabschieden. Ganz langsam nehmen Sie wieder wahr, wo Sie sind.

Die Freude und Liebe bringen Sie in Ihrem Herzen geborgen mit zurück ins Hier und Jetzt.

Entspannungsreisen in den Körper

Sie können auch, anstatt mit Symbolen zu arbeiten, direkt in Ihren Körper fühlen und dort zum Beispiel mit Verspannungen arbeiten.

Überlegen Sie sich einfach, was Ihnen gut tun könnte. Die Farbe Blau beruhigt und lindert Schmerzen. Feuer reinigt. Nun können Sie also die angespannte Körperregion mit blauem Licht durchfluten lassen. Sie können mithilfe Ihrer Fantasie kleine Feuerstellen um die Verspannung errichten. Sie können sich auch kleine Helfer vorstellen, die für Sie arbeiten und die störende Anspannung abtragen.

Oft ist es alleine schon die Aufmerksamkeit, die Ihrer angespannten Körperstelle gut tut und für Linderung sorgt.

Horchen Sie in sich hinein.

Heilreise für Ihren Nacken

Legen Sie sich bequem auf den Rücken. Sorgen Sie dafür, dass Ihr Kopf leicht aufliegt und der Nacken entspannt liegen kann. Nun schließen Sie die Augen und kommen zur Ruhe. Atmen Sie tief ein und aus, und genießen Sie das Gefühl, den Alltag loszulassen und Zeit zu haben für sich selbst. In Ihrer Fantasie gehen Sie nun in Ihren Körper.

Zuerst einmal nehmen Sie nur wahr, was gerade ist. Dann gehen Sie in Gedanken zu Ihrem Kopf. Sie spüren ein Kribbeln. Stellen Sie sich einen Lichtstrahl mit wunderbar heilender dunkelblauer Energie vor. Diese Energie geht über Ihren Kopf in Ihren Körper hinein. Es ist ein wundervolles Gefühl, und Sie spüren, wie sich Ihr Körper anfüllt mit dieser heilenden Energie.

Langsam geht die blaue Energie den Nacken entlang, und Sie spüren überall da, wo sie ankommt, ein wunderbares Kribbeln. Lassen Sie sich alle Zeit die Sie brauchen, um die blaue Heilenergie bis zu Ihrem Nacken zu leiten. Atemzug für Atemzug nehmen Sie Heilenergie auf.

Stellen Sie sich vor, wie dieses blaue Licht Ihren Nacken liebevoll umhüllt. Wie die Wellen des Meeres einen Felsen umspülen, so macht es die Heilenergie mit Ihrem Nacken. Von allen Seiten und in alle Zwischenräume kommt die blaue Energie, und Sie spüren schon jetzt die wohltuende, entspannende Wirkung des blauen Lichtes.

Nun stellen Sie sich vor, wie um Ihren Nacken herum viele kleine Feuerstellen aufflackern. Ihr Nacken ist der Mittelpunkt, und rundherum sind lauter kleine Lagerfeuer. Sie prasseln und knistern, und Sie beobachten das Spiel der Flammen. Ihr Nacken fühlt sich locker und gelöst an. Genießen Sie dieses Gefühl noch einen Moment bevor Sie sich langsam wieder auf den Weg ins Hier und Jetzt machen.

Die blaue Heilenergie und die Feuerstellen lösen sich in Ihren Gedanken langsam auf. Sie bedanken sich für diese wunderbare Erfahrung und atmen tief und kräftig ein und aus.

Sie werden sich Ihres Körpers wieder bewusst. Recken und strecke Sie sich ein wenig, und nehmen Sie Ihren Körper als Ganzes wieder wahr. Dankbar und mit einem Lächeln beenden Sie diese Reise.

Positive Visualisierungen

Ihr Unterbewusstsein braucht Bilder, um Sie verstehen zu können. Leider neigen viele Menschen dazu, negative Bilder zu sehen und schaden sich damit unbewusst selbst. Der Gedanke »hoffentlich passiert nichts« lässt im Unterbewusstsein genau das Gegenteil entstehen. Für das »nichts« in diesem Wunsch gibt es kein Bild, also bleibt »hoffentlich passiert« stehen – Sie sehen den Unfall vor Ihrem inneren Auge.

Genau das aber wollten Sie eigentlich nicht. Es ist lediglich eine Frage der Übung, diese Gedanken positiv zu denken und schöne Bilder zu sehen. Im genannten Beispiel könnte das lauten »hoffentlich geht alles gut«, schon haben Sie ein wunderschönes Bild vor Augen. Ihr Liebster kommt heil nach Hause, Sie bestehen Ihre Prüfung oder was auch immer Sie gerade brauchen und wollen.

Lassen Sie schöne Bilder entstehen!

Lassen Sie positive Bilder
in Ihrem Kopf entstehen.

Nutzen Sie positive Visualisierungen

Prüfung: Das klassische Beispiel ist die Führerscheinprüfung, die den Anwärtern das Blut in den Adern gefrieren lässt. Die wildesten Szenarien laufen im Kopfkino ab. Sie sehen sich einem anderen Auto die Vorfahrt nehmen, vergessen in den Rückspiegel zu schauen und so weiter. Nun nehmen Sie einen anderen Film. Sehen Sie sich selbst, wie Sie vorbildlich alle Verkehrsregeln beachten. Rückwärts einparken? Kein Problem! Mit einem Lächeln meistern Sie alle Anforderungen und sehen, wie der Prüfer Ihnen am Ende gratuliert. Machen Sie diese Übung so oft wie möglich, und Ihre Prüfungsangst wird schwinden!

Bewerbungsgespräch: Schwitzen Sie schon, wenn Sie nur an diese Situation denken? Sehen Sie es vor sich, wie Sie erröten und verlegen stammeln? Tun Sie sich das nicht an! Schließen Sie die Augen und schauen Sie sich an, wie Sie selbstsicher im Gespräch mit Ihrem künftigen Chef sind, das ist der erste Schritt zum neuen Job.

Reise: Sie haben eine Reise geplant und leiden unter Ängsten? Was wenn das Flugzeug abstürzt? Das Schiff sinkt? Sie einen Unfall auf der Autobahn haben? Die schlimmsten Bilder erscheinen vor Ihnen, und Ihre Angst steigt. Ihre Laune wird schlecht, die Stimmung in der Familie ist gespannt und die Urlaubsstimmung dahin. Wollen Sie das wirklich? Oder wäre es nicht viel schöner, sich zu beobachten, wie Sie gelassen an der Reling lehnen, und die frische Meeresbrise spielt mit Ihrem Haar? Die Stewardess beugt sich freundlich lächelnd zu Ihnen und serviert einen Imbiss? Die Straße ist frei, die Fahrt bei schönstem Wetter ein Vergnügen? Das hebt die Stimmung, und die Familie kann sich entspannt auf den Urlaub freuen.

Wettbewerb: Sagen Sie nicht, Sie schaffen es ohnehin nicht. Dann bräuchten Sie ja gar nicht mitmachen. Malen Sie sich aus, wie es sein wird, wenn Sie auf dem Siegertreppchen stehen. Sie öffnen einen Brief, der Ihnen den Sieg verkündet. Schöne Gedanken sind kein Garant, dass sich alles erfüllt, aber ohne diese steigt die Wahrscheinlichkeit, dass es nicht klappt.

Meditation

Der Begriff »Meditation« kommt aus dem Lateinischen und bedeutet soviel wie »Innenschau«, »nach innen richten«, »nachdenken über«. Wie Sie das machen, bleibt Ihrem Charakter vorbehalten, Ihren Neigungen. Mögen Sie lieber körperliche Ruhe und Stille, oder fällt Ihnen das Loslassen in Bewegung leichter? Hilft Ihnen Musik oder empfinden Sie diesen Reiz als störend? Selbst gewisse Alltagssituationen bieten die Möglichkeit zur Meditation. Hierzu gehört zum Beispiel Unkraut jäten, stricken oder auch putzen. Perfekte Gelegenheiten, den Geist zu leeren und in die Seele zu schauen.

Es gibt ungezählte Möglichkeiten zu meditieren, und keine davon ist richtig oder falsch. Probieren Sie es aus, und finden Sie Ihren Favoriten.

Lassen Sie los.

Passive Meditation

Die passive Meditation erfordert Geduld und Ausdauer. Lernen Sie in einer aufrecht sitzenden Haltung nichts zu tun oder zu denken. Lassen Sie Ihren Geist frei, leeren Sie ihn. Alles loszulassen, nicht zu denken, nicht zu fühlen und nicht zu beobachten, ist eine Kunst. Im Moment dieser absoluten Freiheit sehen Sie sich selbst, Ihr Inneres.

Sie können die passive Meditation nutzen, um Sachverhalte ganzheitlich wahrzunehmen, Lösungen für Probleme zu finden. Leeren Sie Ihren Geist, und lassen Sie nur dieses eine Thema aktiv. Alles andere verschwindet aus Ihrer Wahrnehmung. Sie achten nicht auf Ihren Atem, nicht auf Ihren Körper und nicht auf Ihre Umwelt. Nichts zählt, alles konzentriert sich auf Ihr Thema. Lassen Sie sich überraschen, was geschehen wird.

Die aufrechte Sitzhaltung ist für Ungeübte oft mühsam. Quälen Sie sich nicht – wenn es frei sitzend nicht geht, dann lehnen Sie sich an oder setzen Sie sich auf einen Stuhl.

Nun lassen Sie ganz bewusst, Stück für Stück Ihre Aufmerksamkeit los. Verabschieden Sie aufkommende Gedanken liebevoll. Vertrauen Sie darauf, dass wichtige Gedanken wiederkommen.

Atmen Sie Anspannungen aus und sinken Sie tiefer und tiefer in sich hinein. Üben Sie regelmäßig, aber gerade anfangs nicht zu lange. Fangen Sie mit fünf Minuten täglich an, und steigern Sie sich bis zu einer Zeitspanne, die Ihnen angenehm ist. Denken Sie immer daran, Entspannung soll Ihr Leben bereichern, aber nicht diktieren!

Der Fluss der Gedanken

Seien Sie nicht überrascht, wenn genau dann, wenn Sie in die Entspannung gehen wollen, vermehrt Gedanken aufkommen. Das ist eine ganz typische Reaktion, ähnlich wie bei dem Versuch des Einschlafens, der oft an herumwirbelnden Gedanken scheitert. Werden Sie nicht ungeduldig, ärgern Sie sich nicht. Das wäre kontraproduktiv. Ihre Gedanken sind wichtig und sollten von Ihnen liebevoll angenommen werden. Es gibt verschiedene Strategien, mit diesen Gedanken umzugehen:

∾ Legen Sie sich einen Zettel und Stift bereit. Wenn wichtige Gedanken kommen, unterbrechen Sie die Entspannungsübung und schreiben sie auf. Das funktioniert auch bei Einschlafproblemen prima!

∾ Unwichtigere Gedanken können Sie an aufsteigende Ballons hängen oder vorüberziehenden Wolken mitgeben.

∾ Die beste Art allerdings, mit Gedanken umzugehen, ist, sie dem Fluss der Gedanken anzuvertrauen. Damit ist die Angst, etwas Wichtiges zu vergessen, gebannt.

Nehmen Sie sich wahr.

Aktive Meditation

Die aktive Meditation fällt vielen Menschen leichter und erfreut sich großer Beliebtheit.

Tanz: Alleine oder in einer Gruppe bewegen Sie sich rhythmisch zu meditativen Klängen. Die Arme können schwingen, und man kann die Bewegungen noch mit gezielten Lauten untermalen. Alles was Freude macht, ist erlaubt. Die Konzentration auf die Bewegung blendet alles andere aus.

Musik: Sie können Ihre sitzende Übung musikalisch begleiten oder auch selbst musizieren. Ganz wie es Ihnen lieb ist. Vielleicht fällt es Ihnen leichter, weitere Reize auszuschalten, wenn Sie während der passiven Meditation meditative Klänge hören.

Trommeln: Rhythmisches Trommeln ist ein intensives Erlebnis. Je geübter Sie sind, desto leichter wird es Ihnen fallen, ganz in diesen

Rhythmus hineinzugehen. Es gibt nur noch Sie und das Trommeln. Ein nahezu berauschendes Erlebnis.

Mantra-Singen: Bestimmt kennen Sie das berühmte »Om«! Es ist eine Silbe des Sanskrit und steht für den Urklang, aus dem die Schöpfung entstanden ist. Die ständige Wiederholung einer Wortfolge dient der Konzentrationssteigerung und energetischen Öffnung. Sie kommen in eine meditative Stimmung und vielleicht in eine Trance. Eine bereichernde Erfahrung.

Gehen: Einfaches Gehen mit der darauf gerichteten Konzentration fördert die Öffnung nach innen. Konzentrieren Sie sich nur auf Ihre Schritte. Schritt und Schritt und Schritt ... Alles andere wird ausgeblendet, Sie meditieren.

Alltagsarbeiten: Arbeiten, die keine Aufmerksamkeit erfordern, sind wunderbar für Meditationen geeignet.

Autogenes Training

Mit autogenem Training können Sie lernen, Ihren Körper wieder bewusst wahrzunehmen und körperliche Vorgänge gezielt zu steuern.

Hierbei sollen Sie nichts tun, sondern nur in sich und Ihren Körper hineinfühlen. Deshalb lautet es in den Übungen auch nicht »etwas wird« sondern es »ist«.

Würden Sie denken »mein rechter Arm wird warm«, dann wäre dies die Initiation eines Geschehens. Die Aufmerksamkeit läge nicht auf dem Zustand, sondern vielmehr auf dem Werden. Denken Sie aber »mein rechter Arm ist warm«, dann setzt dieser Gedanke den Zustand bereits voraus. Wenn nun aber der Arm noch kalt ist, dann setzt Ihr Unterbewusstsein alles daran, den von Ihnen angenommen Zustand schnellstmöglich herzustellen. Ihre Aufmerksamkeit bleibt beim Zustand, der je nach Übungsstand auch sehr schnell erreicht wird.

Ein perfektes Mittel gegen kalte Füße.

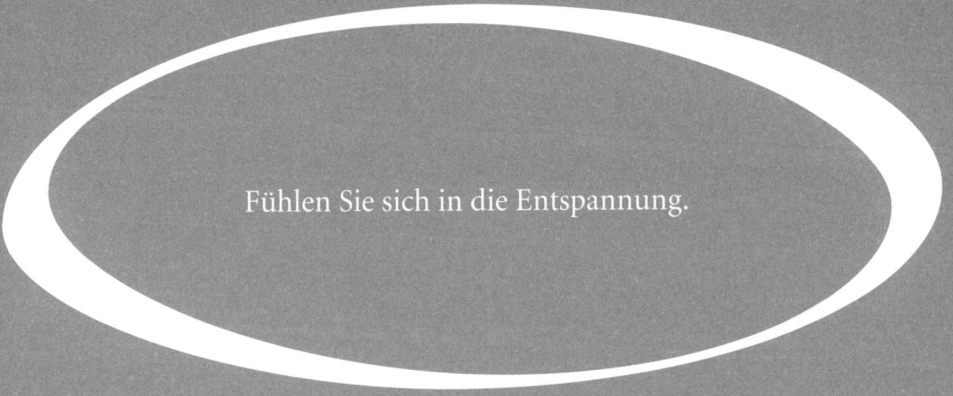

Fühlen Sie sich in die Entspannung.

Die Basisübung des Autogenen Trainings

Die Reihenfolge der Übungen ist festgelegt und sollte eingehalten werden. Ein tieferes Einsteigen in dieses Thema ist auf alle Fälle empfehlenswert. Es gibt eine reiche Auswahl an Literatur und viele Kursangebote.

1. Ruhe: Bevor Sie mit den eigentlichen Übungen beginnen, sollten Sie erst einmal zur Ruhe kommen. Nutzen Sie den Fluss der Gedanken, um sie sicher zu bewahren.

2. Schwere: Stellen Sie sich vor, wie Ihre Arme und Beine schwer sind. Alle gleichzeitig oder der Reihe nach: rechter Arm, linker Arm, rechtes Bein, linkes Bein. Der Rumpf bleibt außen vor, weil Schwere dort zu Beklemmungsgefühlen und schwerem Atem führen kann.

3. Wärme: Nun stellen Sie sich vor, wie Ihre bereits schweren Arme und Beine warm sind. Auch hier wieder, je nach Übungsstand gleichzeitig oder eines nach dem anderen.

4. Atem: Konzentrieren Sie sich auf Ihren Atem, und lassen Sie los. Nicht Sie steuern den Rhythmus, sondern Sie werden von Ihrem Unterbewusstsein gesteuert. Lassen Sie ihn fließen, ein und aus, so wie er eben kommt. Nichts tun, einfach geschehen lassen.

5. Bauch: Nun fühlen Sie in Ihren Bauchraum und spüren, wie er angenehm warm ist. Behagliche Wärme strömt von Ihrem Bauch in den ganzen Körper aus.

6. Herz: Beim Herz gilt die Formel »ruhig und gleichmäßig«. Bleiben Sie dabei.

7. Stirn: Ihre Stirn ist angenehm kühl. Sie wollen doch einen kühlen Kopf bewahren, oder?

8. Rücknahme: So schön Entspannung auch ist, eine energische Rücknahme bringt Sie aktiv ins Hier und Jetzt.

Positiv denken

Ihr Unterbewusstsein liebt Sie und will alles tun, um Sie glücklich zu machen. Es ist ein Befehlsempfänger, der nicht hinterfragt, sondern unkritisch versucht alles auszuführen, was Sie ihm in Form von Bildern vorsetzen. Deshalb sollten Ihre Ziele erreichbar sein, ansonsten ist ein Versagen vorprogrammiert.

Sie müssen noch nicht sehen, wie Sie etwas erreichen können, vertrauen Sie darauf, dass Ihr Unterbewusstsein Wege findet. Aber Sie müssen die Voraussetzung erfüllen. Wenn Sie zum Beispiel 40 Jahre sind und unbedingt Miss Germany werden wollen, kann das nicht funktionieren. Diese Aufgabe ist für Ihr Unterbewusstsein nicht lösbar. Wünschen Sie sich aber eine Beförderung, obwohl keine Stellen frei sind, dann steht diesem Wunsch nichts im Wege. Ihr Unterbewusstsein wird daran arbeiten, vielleicht wechseln Sie die Firma oder es wird eine zusätzliche Stelle geschaffen? Wünschen Sie sich ruhig etwas Unvorstellbares, aber bitte nichts Unmögliches.

Setzen Sie sich positive Ziele,
die sie erreichen möchten und die sie
glücklicher machen.

Heute wird ein guter Tag

Beginnen Sie den Tag direkt beim Aufwachen mit Ihren guten Gedanken. Eine positive Grundeinstellung hält den Stress im grünen Bereich und hilft Anspannungen vorzubeugen.

Freuen Sie sich, auch an diesem Tag wieder zeigen zu dürfen, was alles in Ihnen steckt. Überraschen Sie sich selbst und Ihre Mitmenschen mit Ideen und gehen Sie neue Wege. Damit bereichern Sie Ihren Alltag und bringen Freude in Ihr Leben.

Nehmen Sie auch das Pfadfindermotto für sich selbst in Anspruch. Jeden Tag eine gute Tat. Tun Sie sich täglich etwas Gutes und Sie werden die Veränderung bald spüren.

Beispiele für Tagesvorsätze sind:

∾ Gerade heute werde ich gelassen bleiben, in allen Situationen.

∾ Heute werde ich mir die Pausen nehmen, die ich brauche.

∾ Heute werde ich mit Schwung bislang vor mir hergeschobene Aufgaben annehmen und erledigen.

∾ Dieser Tag wird ein schöner Tag werden.

∾ Ich freue mich darauf, diesen Tag zu erleben.

∾ Heute werde ich mit Leichtigkeit alle Aufgaben bewältigen.

∾ Mit meinem Lächeln und meiner Freundlichkeit werde ich heute Freude in die Welt tragen.

∾ Ich freue mich, diesen Tag erleben zu dürfen und werde ihn nutzen.

Progressive Muskelentspannung

Nehmen Sie Ihren Körper nicht erst wahr, wenn er schmerzt oder den Dienst versagt. Genießen Sie es, in sich hineinzufühlen und das Leben zu spüren, von der Haarwurzel bis zum kleinen Zeh.

Sehr oft ist der Körper angespannt und muss so den ganzen Tag überstehen. Wenn Sie zwischendrin einmal hineinfühlen, dann nehmen Sie solche Anspannungen wahr und können ihnen durch gezielte Entspannungsübungen entgegenwirken.

Diese gezielte Körperarbeit will trainiert sein. Deshalb nehmen Sie sich nicht den ganzen Körper auf ein Mal vor, sondern arbeiten Sie sich Stück für Stück hindurch.

Anspannung kann sich im gesamten Körper zeigen, die meisten Menschen kennen aber Ihre Schwachstellen und wissen genau, wo und wie der Körper auf Überlastung reagiert. Wenn es Ihnen genau so geht, dann fangen Sie mit den bekannten Problemen an und lösen zuerst diese.

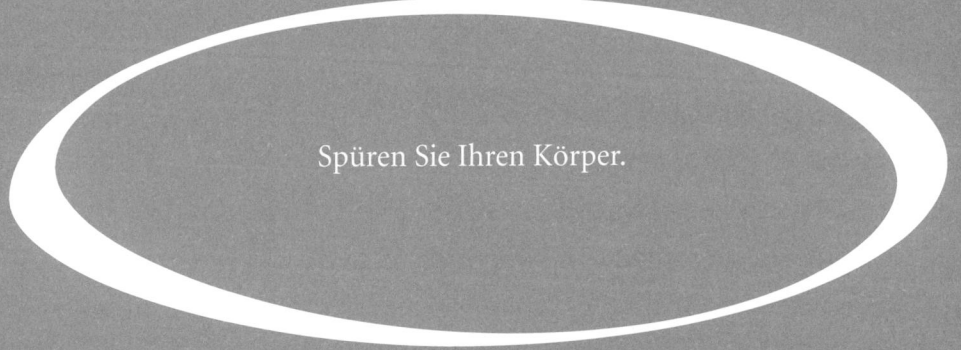

Spüren Sie Ihren Körper.

Den Körper fühlen

Ähnlich wie beim autogenen Training arbeiten Sie sich wieder durch den gesamten Körper. Diesmal ist es aber nicht nur Wahrnehmung, sondern ein aktives Handeln. Am einfachsten übt es sich im Liegen. Wenn Sie den Dreh raushaben, eignet es sich auch als schnelle Übung zwischendurch, die im Sitzen ausgeführt werden kann.

Arme: Spannen Sie erst den rechten, dann den linken Arm an. Hierzu beugen Sie die Hand nach oben und zur Seite. Im Anschluss heben Sie den Unterarm. Dann pressen Sie den Arm auf die Auflagefläche. Probieren Sie einfach aus, welche Bewegungen wo eine Anspannung verursachen. Halten Sie die Belastung einige Sekunden.

Dann lassen Sie los und spüren in diese der Anspannung unwillkürlich folgende Entspannung hinein. Schwere und Wärme durchfluten das eben noch belastete Körperteil.

Beine: Auch hier gilt wieder erst rechts dann links. Ziehen Sie den Fuß zu sich, strecken Sie die Zehen von sich, heben Sie das Bein an. Nach der Anspannung kommt automatisch der Entspannungseffekt.

Rumpf: Spannen Sie die Bauchmuskeln an, und halten Sie die Anspannung einige Momente. Drücken Sie die Wirbelsäule nach oben, Sie spüren die Anspannung deutlich im Rücken. Achten Sie auf Ihre Atmung, und nehmen Sie den Wechsel zwischen Anspannung beim Einatmen und Entspannung beim Ausatmen wahr.

Kopf und Nacken: Neigen Sie den Kopf nach links und nach rechts, und spüren Sie die Anspannung, die dabei entsteht.

Runzeln Sie die Stirn. Ziehen Sie die Augenbrauen zusammen. Kneifen Sie die Augen zu. Rollen Sie die Augen nach links und rechts, oben und unten. Dann entspannen Sie wieder.

Anspannen – Loslassen

Vielen Menschen ist Ihre Anspannung gar nicht bewusst. Durch das bewusste Anspannen und Loslassen können Sie lernen, Anspannungen leichter wahrzunehmen. Und nur wenn Sie das können, haben Sie auch die Möglichkeit, ihnen entgegenzuwirken.

Wenn Sie zum Beispiel bei einer Fußmassage reflektorisch anspannen, dann können Sie auf das Kommando »Loslassen« oft nicht reagieren. Erst die Aufforderung, einmal kräftig anzuspannen und im Anschluss loszulassen, bringt den gewünschten Erfolg.

Durch diese Übungen werden Sie Ihrem Körper gegenüber aufmerksamer, er wird es Ihnen danken. Beobachten Sie sich selbst: Ist Ihr Kiefer immer locker? Die Stirn immer glatt?

Nun haben Sie ein Mittel an der Hand, für Ihre Entspannung zu sorgen.

Achten Sie auf sich
und Ihren Körper.

Sitzt Ihnen jemand im Nacken?

Die häufigsten Verspannungen befinden sich im Schulter- und Nackenbereich. Fühlen Sie in sich hinein.

Setzen Sie sich aufrecht hin, lassen Sie die Schultern hängen und den Kopf leicht nach vorne kippen. Nun schließen Sie die Augen und atmen einige Male tief ein und aus. Wie fühlt es sich an? Spüren Sie, dass Sie angespannt sind, zieht es unangenehm im Genick?

Anspannen und entspannen: Bevor Sie versuchen zu lockern, spannen Sie erst einmal kräftig an. Beginnen Sie mit der Neigung des Kopfes zu beiden Seiten. Halten Sie einige Sekunden, unter Umständen kann das ziepen, überfordern Sie sich nicht, aber ein kleiner Schmerz darf sein.

Dann ziehen Sie das Kinn auf die Brust und neigen Sie den Kopf so weit wie möglich nach vorne. Auch dies ist nicht immer angenehm. Nun noch den Kopf in den Nacken legen, dann haben Sie das geschafft.

Jetzt ziehen Sie Ihre Schultern hoch, so weit es geht, und lassen sie nach einigen Momenten fallen. Danach die Schultern nach vorne ziehen und im Anschluss noch nach hinten. Jetzt können Sie zur Lockerungsübung übergehen.

Lockerungsübungen: Ihr Kopf hängt locker auf Ihre Brust. Nun rollen Sie ihn ganz langsam erst nach links und dann nach rechts, auch von vorne nach hinten. Wiederholen Sie diese Übung einige Male.

Nun kreisen Sie mit Ihren Schultern einige Male vorwärts und dann rückwärts. Wenn Sie diese Übungen gemacht haben, begeben Sie sich wieder in die Ausgangsstellung und spüren, wie dieser Bereich nun warm durchblutet ist, und die Anspannung sich langsam löst.

Schreibtischtäter, die häufigsten Opfer

Gerade Menschen, die viel Zeit am Schreibtisch verbringen, leiden oft unter Verspannungen im Nacken- und Rückenbereich. Sie sollten besonders häufig für Entspannung sorgen und kurze Pausen einlegen. Wenn Sie Ihre Anspannungen und Verspannungen schon im Entstehen erkennen, können Sie selbst mit einfachen Mitteln dagegen wirken.

Problem erkannt, Problem gebannt – manchmal kann es wirklich so einfach sein.

Es gibt sogar Firmen, die spezielle Rückentrainer bestellen, die durch die Büros gehen und den Menschen direkt am Arbeitsplatz einfache Übungen zeigen oder auch mal fünf Minuten Hand anlegen, um den brennenden Nacken zu massieren. Warten Sie nicht darauf, dass Ihr Chef jemanden engagiert, werden Sie selbst aktiv.

Die Übungen sind unkompliziert und an jedem Schreibtisch durchführbar.

Entspannung
ist auch im Job wichtig.

Übungen für den Rücken

Strecken und fallen lassen: Drehen Sie sich vom Schreibtisch weg, und setzen Sie sich aufrecht hin, die Füße parallel auf dem Boden. Nun heben Sie Ihre Arme über den Kopf und strecken sie so hoch wie möglich. Erst beide Arme gleichzeitig, dann darf abwechselnd der Linke und dann der Rechte ein Stückchen höher gehen. Während dieser Streckung atmen Sie tief ein und halten den Atem einen Moment.

Nun lassen Sie Arme, Schultern und Oberkörper leicht nach vorne fallen und atmen Sie aus. Die Wirbelsäule wird dabei wellenförmig bewegt. Dieses Recken und Fallenlassen wird im Atemrhythmus einige Male wiederholt. Danach fühlen Sie sich wieder fit für den nächsten Arbeitsabschnitt.

Katzenbuckel: Drehen Sie wieder den Stuhl vom Schreibtisch weg und setzen Sie sich in die aufrechte Ausgangsstellung.

Nun beugen Sie Ihren Rücken, machen Sie ihn möglichst rund. Sie kennen das Bild von Katzen. Aus dieser runden Haltung heraus bringen Sie den rechten Ellbogen und das linke Knie zusammen. Dann umgekehrt, linker Ellbogen und rechtes Knie.

Diese Übung dehnt Ihre Wirbelsäule und lässt die Bandscheiben durchatmen. Kleinere Blockaden lösen sich dabei wie von selbst.

Ball: Die kleine Rückenmuskulatur ist für die Stabilität der Wirbelsäule hauptverantwortlich. Hier kann ein Sitzball wahre Wunder wirken. Keine Angst, nicht jeder im Büro muss künftig ganztägig auf einem Ball sitzen und wackelig arbeiten. Zehn Minuten vormittags und zehn Minuten nachmittags reichen völlig aus.

Setzen Sie sich auf den Ball, rollen Sie hin und her, vor und zurück. Leichtes Wippen tut auch gut. Oder legen Sie sich einmal in Rückenlage darauf, und bewegen Sie sich in dieser Lage hin und her.

Atemübungen

Kennen Sie das Gefühl, wenn Ihnen die Luft wegbleibt? Enge im Alltag kann Ihnen die Luft zum Atmen nehmen. Sie können atemlos durch die Hektik des Tages stürzen. Wenn Sie nervös sind, vielleicht einen Vortrag halten sollen, dann kann Ihnen die Luft wegbleiben, der Atem wird immer flacher, die Nervosität immer stärker.

Atem und seelische Verfassung sind eng gekoppelt, deshalb kann man über eine gezielte Atmung, die in erster Linie etwas Körperliches ist, Einfluss auf Seele und Geist nehmen.

Eine gute und tiefe Atmung bringt Ihrem Körper Sauerstoff und sorgt gleichzeitig dafür, dass Ihre Organe gut durchblutet werden. Die Bauchatmung ist gleichzeitig eine Organmassage.

Durch enge Kleidung wird die tiefe Atmung behindert, das sollten Sie vermeiden. Aber auch Stress lässt Sie flacher atmen. Sobald Sie beginnen, durchzuatmen, lindert sich der Stress, Sie fühlen sich ruhiger und sicherer.

Atmen Sie bewusst und tief.

In die Entspannung atmen

Mit Ihrem Atem haben Sie einen direkten Einfluss auf Ihr Befinden. Viele Menschen atmen nur flach und nutzen das Potenzial nicht, das Ihnen die Atmung bietet. Richtig eingesetzt bringt Ihnen Atem nicht nur Sauerstoff, sondern auch Kraft und Gelassenheit. Ihre Stimme wird durch die richtige Atmung kräftiger, und sogar Ihre Organe werden angeregt und besser durchblutet.

Sie können allein durch das gezielte Beobachten schon Einfluss auf Ihre Atmung nehmen. In dem Moment, in dem Sie hinhören und hinfühlen, wird sie sich schon lösen und entspannter sein.

Sie können aber auch gezielt Atemübungen machen, aktiv in das Geschehen eingreifen.

Organmassage: Atmen Sie durch die Nase tief in den Bauch hinein. Der Bauch soll sich richtig nach außen wölben.

Nun halten Sie die Luft an und ziehen Ihren Bauch ein. Dabei spüren Sie, wie sich die Schultern heben und Sie ein Stück größer werden. Nun atmen Sie durch den Mund aus.

Diese Übung wiederholen Sie einige Male. Es ist am Anfang sicher ungewohnt, und vielleicht kommt das Gefühl auf, nicht genug Luft zu bekommen. Dann machen Sie anfangs einfach einige normale Atemzüge, bis Sie sich wieder wohl fühlen. Wenn Sie aber erst einmal Ihren Rhythmus gefunden haben, dann erwartet Sie ein herrliches Gefühl. Automatisch tritt ein Entspannungseffekt ein. Durch das Bauchwölben und Einziehen werden die Organe sanft massiert und die Durchblutung gefördert. Eine einfache Übung mit großer Wirkung.

Die Atmung kennenlernen

Um mit der Atmung arbeiten zu können, sollten Sie erst einmal ein Gefühl für Ihren Atemrhythmus bekommen. Setzen oder legen Sie sich bequem hin. Sorgen Sie dafür, dass nichts die Atmung behindert.

Nun kommen Sie zur Ruhe. Nutzen Sie den See der Erinnerung, um Ihre Gedanken loszulassen. Legen Sie eine Hand auf Ihren Bauch und eine Hand auf Ihre Brust. Spüren Sie, wie der Atem fließt. Nehmen Sie die Bewegung wahr, die beim Ein- und Ausatmen in Ihrem Körper entsteht. Lassen Sie den Atem fließen, atmen Sie nicht selbst, lassen Sie atmen. Indem Sie immer mehr zur Ruhe kommen, finden Sie ganz automatisch zu Ihrem ureigenen Atemrhythmus zurück.

Im Laufe des Lebens wird dieser Rhythmus immer wieder gestört. Seelische Anspannung, Probleme, Ängste und Stress beeinflussen Ihren natürlichen Atem und lassen ihn stolpern und aus dem Takt geraten.

Mit der Ruhe und dem bewussten Loslassen, »Ich lasse atmen« oder »Es atmet mich«, finden Sie Ihren Atem wieder.

Kommen Sie zur Ruhe.

Weitere Atemübungen

Ausatmung stärken: Nehmen Sie eine brennende Kerze, und halten Sie diese vor Ihren Mund. Nun pusten Sie die Flamme so an, dass sie flackert, aber nicht ausgeht. Hören Sie erst auf, wenn wirklich keine Luft mehr kommt. Wiederholen Sie diese Übung einige Male.

Zur Ruhe atmen: Alleine die Konzentration auf Ihre Atmung bringt schon ein gewisses Maß an Ruhe. Aber in schwierigen Situationen, bei Prüfungen oder wenn Sie eine Rede halten dürfen fehlt manchmal die Kraft, in die Ruhe zu kommen und den Atem fließen zu lassen. Hier brauchen Sie Unterstützung.

Lenken Sie Ihre Aufmerksamkeit auf Ihre Atmung. Atmen Sie einige Male bewusst tief ein und aus. Nun lassen Sie den Atem los. Denken Sie »Atem ruhig und regelmäßig« oder »Atem tief und ruhig«. Diese gedankliche Unterstützung hilft Ihnen, sich einen Moment von Ihrer Situation zu lösen und Ihren Rhythmus zu finden. Die Ruhe kommt wie von alleine.

Vollständig atmen: Die Atmung lässt sich in drei Regionen unterteilen. Die weit verbreitete Flachatmung nutzt nur die obere und mittlere Region zum Atmen. Der Bauch bewegt sich beim Atmen nicht.

Es gibt auch die Bauchatmer, die sich so sehr darauf konzentrieren in den Bauch zu atmen, dass Sie vergessen, den oberen Teil atmen zu lassen. Hierbei bewegt sich der Oberkörper fast nicht. Üben Sie, die Wahrnehmung für alle drei Atemregionen zu stärken.

1. Atmen Sie bewusst in den Bauch. Versuchen Sie den Brustkorb nicht zu bewegen.

2. Atmen Sie in die mittlere Region, hierbei wird der Rippenbogen gedehnt. Das Atemvolumen ist geringer als bei der Bauchatmung.

3. Atmen Sie in die obere Region, nur Ihr Schlüsselbein hebt sich. Das Atemvolumen ist minimal.

4. Atmen Sie in alle drei Regionen. Spüren Sie die Bewegung beim Atmen im Bauchraum, Brustkorb und Schlüsselbeinbereich.

Wohlfühlrituale

Es müssen nicht immer die großen Dinge sein, denen Ihr Streben gilt. Leben Sie in der Gegenwart, nutzen Sie die Möglichkeiten, die Ihnen täglich zur Verfügung stehen.

Der besondere Reiz von Ritualen liegt in der Regelmäßigkeit und der dadurch wachsenden Vertrautheit. Es kommt zu einer Anpassung, Körper, Geist und Seele wissen, was kommt und schalten mit der Zeit immer schneller auf Entspannung um.

Wohlfühlrituale sind Energietankstellen. Sie sind der kleine Urlaub zwischendurch, der Ihnen Kraft gibt und Ihre Seele streichelt.

Müssen Sie am Anfang erst in die Situation hineinfühlen, sie wahrnehmen und einordnen, so wissen Sie mit der Zeit, was Sie erwartet und können sofort entsprechend reagieren.

Lassen Sie Ihrer Fantasie freien Lauf und finden Sie Ihr persönliches Ritual. Anregung finden Sie auf den nächsten Seiten.

Verwöhnen Sie sich selbst –
Sie sind es sich wert!

Ein entspannendes Bad

Baden kann sehr viel mehr bedeuten als reine Körperhygiene. Nehmen Sie sich die Zeit, um dieses Ritual zu genießen. Die Wassertemperatur sollte 36 bis 38 °C betragen. Eine Badedauer von 15 bis 20 Minuten ist empfehlenswert.

Sorgen Sie für eine schöne Atmosphäre. Gedämpftes Licht und leise Musik können Ihnen in die Entspannung helfen.

Nach einem Entspannungsbad sollten Sie sich auf jeden Fall eine halbe Stunde hinlegen und alles in Ruhe nachwirken lassen.

Badezusätze zur Entspannung: Sie können Badezusätze fertig kaufen. Bei medizinischen Bädern ist der Wirkstoffgehalt geprüft.

Natürlich können Sie sich Ihren Badezusatz ohne Probleme auch selbst herstellen. Ernten Sie im eigenen Garten, oder kaufen Sie die getrockneten Kräuter in der Apotheke. Kochen Sie die Kräuter in ein bis zwei Liter Wasser 10 bis 15 Minuten aus, und seihen Sie den Sud ab. Diesen Extrakt geben Sie Ihrem Badewasser zu.

Lavendel steht an erster Stelle, wenn es um Entspannung geht. Der betörende Duft der Lavendelblüten lädt Sie gleichzeitig ein, mit Ihren Gedanken auf eine fantastische Reise zu gehen.

Die **Zitronenmelisse** hat neben der Entspannung auch eine leicht erfrischende Note. Lavendel und Melisse lassen sich auch wunderbar kombinieren.

Baldrian ist das Einschlafkraut schlechthin. Ein wunderbares Abendritual.

Besonders wohltuend ist ein **Rosmarinbad** nach körperlicher Anstrengung. Die Muskeln seufzen dankbar auf. Da Rosmarin löst und belebt, sollten Sie nicht abends darin baden.

Ein **Heublumenbad** kann im Wechsel mit Lavendel eingesetzt werden. Heublumenbäder sind besonders für Frauen mit nervösen Wechseljahresbeschwerden geeignet.

Störfaktoren meiden

Sorgen Sie dafür, dass Ihre Entspannungszeit wirklich Ihnen gehört. Kaum etwas ist so wichtig, als dass es nicht eine halbe Stunde warten könnte. Schalten Sie den Anrufbeantworter an, oder stellen Sie das Telefon leise.

Wenn Sie Ihr Bedürfnis nach einer halben Stunde Ruhe klar machen, dann werden Ihre Kinder das ab einem gewissen Alter sicher akzeptieren können. Hier kommt es vor allem darauf an konsequent zu bleiben, dann spielt sich das ein. Wenn Sie nach Ihrer Entspannungszeit gelassen und mit Freude auf die Kinder zugehen, dann lernen sie schnell, dass diese Pausen auch ihnen zugutekommen.

Zeitdruck ist auch ein Störfaktor. Versuchen Sie sich Ihre Auszeit so zu legen, dass Sie nicht alle fünf Minuten auf die Uhr schauen müssen, ob auch wirklich noch Zeit ist.

Nehmen Sie sich Zeit.

Düfte, Farben und Musik

Mit den richtigen **Düften** können Sie Ihre Entspannung fördern. Hierzu gibt es in Apotheken und Reformhäusern eine reichhaltige Auswahl an ätherischen Ölen, die Sie in eine Duftlampe träufeln können.

Geeignete Düfte für die Gelassenheit sind: Bergamotte, Lavendel, Melisse, Orange, Rose, Weihrauch

Zur Erfrischung eignen sich : Rosmarin, Zitrone

Auch über **Farben** können Sie Einfluss auf Ihr Befinden nehmen. Ob Kleidung oder Raumanstrich, die Farben wirken.

Blau hat eine beruhigende Wirkung. Diese Farbe ist besonders geeignet, wenn Sie eine Rede halten wollen.

Grün harmonisiert und beruhigt.

Gelb wirkt anregend und befreiend. Es löst Verkrampfungen sowohl körperlich als auch seelisch.

Orange fördert die Kreativität. Es ist die Farbe der Partnerschaft.

Musik vermittelt Gefühle. Wählen Sie entspannende Klänge, und lassen Sie sich auf den Wellen der Töne in die Entspannung tragen.

Auch hier ist wieder Ihr persönlicher Geschmack gefragt. Nicht alles ist für jeden gleich gut. Probieren Sie es einfach aus.

Wärme und Sauna

Die gesundheitsfördernde Wirkung von Saunabesuchen entfaltet sich erst durch die Regelmäßigkeit. Der Körper lernt die schnelle Umstellung von Wärme auf Kälte. Der Stoffwechsel wird angeregt und die Entgiftung verstärkt.

Durch die Erwärmung des Körpers, innerlich ca. 1 °C, auf der Haut ca. 10 °C, werden körperliche Prozesse stimuliert. Während des Saunabesuches kommt es zu einer Entspannungsreaktion, die vom Körper auf die Seele übergreift. Das Gedankenkarussell hört auf sich zu drehen, und Sie lassen los. Das läuft unbewusst ab, Sie brauchen nichts dafür zu tun.

Um diesen Effekt des ganzheitlichen Loslassens nicht zu behindern, sollten Sie sich auf das Saunieren konzentrieren und sich nicht durch Gespräche ablenken lassen. Was kann schon so wichtig sein, dass man es unbedingt während eines Entspannungsrituals besprechen muss? Ein Wort zwischendurch, eine kurze Bemerkung ist in Ordnung, aber es sollte die Ausnahme bleiben. Gönnen Sie sich diese Ruhe.

Wärme und Sauna sind uralte
Entspannungsmethoden.
Nutzen Sie sie!

Ruheoasen im Alltag

Schauen Sie sich Ihr Leben und Ihr Umfeld aufmerksam an. Oftmals gibt es bereits Ruheoasen, die aber nicht genutzt und nicht wertgeschätzt werden. Gehen Sie mit offenen Augen durch den Alltag, und Sie werden Schätze finden. Orte, die zum Verweilen einladen und Ihnen Ruhe und Kraft schenken können.

Garten: Ein schöner Garten lädt zum Verweilen ein. Genießen Sie die Ruhe und die beruhigende Wirkung des Grüns. Schauen Sie nicht, was es noch zu tun gibt, sondern lenken Sie Ihren Blick auf die Schönheiten, die Ihnen dieser Flecken Erde bereithält.

Schaukelstuhl/Hängematte: Setzen Sie sich bewusst hin, genießen Sie die schaukelnde Bewegung, und lassen Sie sich beruhigen von der Wirkung des Auf und Ab. Lassen Sie für ein paar Minuten alles los, und konzentrieren Sie sich nur auf das rhythmische Schaukeln. Die beruhigende Wirkung lässt nicht lange auf sich warten.

Lieblingssessel und ein Buch: Kuscheln Sie sich in Ihren Lieblingssessel, und gönnen Sie sich eine Auszeit. Zehn Minuten mit einem guten Buch geben Ihnen neue Kraft und Schwung. Lassen Sie sich entführen in eine andere Welt. Tauchen Sie ein in die Bilder Ihrer Fantasie, und tanken Sie auf.

Hand- oder Fußmassage: In den Händen und Füßen reflektiert sich der Mensch mit allen Organen und Körperteilen. Wenn Sie also eine Hand- oder Fußmassage durchführen, massieren Sie reflektorisch Ihren ganzen Körper.

Ob Hand oder Fuß bleibt Ihrem Gusto und Ihrer Gelenkigkeit überlassen. Beim Fuß haben Sie beide Hände zur Verfügung, was Ihren Massagespielraum etwas erweitert. Kneten, streichen, beugen und strecken Sie, und spüren Sie die wohltuende Wirkung.

Teezeit: Nehmen Sie sich Zeit, und zelebrieren Sie das Teetrinken. Es wird Ihnen gut tun. Wenn Sie auch noch beruhigende Teesorten wählen, wird die Wirkung verstärkt.

Partnerentspannung durch Massage

Noch schöner als sich selbst zu massieren ist es, massiert zu werden und dieses auch zurückzugeben. Partnermassagen sind gut für den Körper, sie stärken aber auch das zwischenmenschliche Band. Man gibt sich gegenseitig Aufmerksamkeit und Achtung. Wichtige Fundamente für eine stabile Partnerschaft.

Der Wunsch, den geliebten Menschen zu berühren ist ganz natürlich. Eine rein entspannende Massage verschafft eine tiefe Befriedigung, ohne sexuelle Erwartungen. Natürlich gibt es auch vielerlei weitere Massagen. Darum soll es an dieser Stelle nicht gehen. Dieses Feld ist frei für Ihre Experimente.

Mit sanften Händen Spannungen beim Partner zu lösen und wegzustreichen kann auch auf die Beziehung übergreifen. Eventuell bestehende zwischenmenschliche Spannungen können sich mit den körperlichen Symptomen gemeinsam auflösen.

Mit jeder Massage wird das Band zwischen Ihnen stärker und beständiger.

Streichen und massieren Sie Ihre Verspannungen
und die Ihres Partners einfach weg.
Sie werden es genießen.

Hand- und Fußmassage

Die Handmassage kann sowohl im Sitzen als auch im Liegen durchgeführt werden. Sorgen Sie für eine entspannte Atmosphäre und eine angenehme Raumtemperatur. Frieren ist kontraproduktiv. Leise Musik kann die Stimmung untermalen, ist aber kein Muss.

Handmassage: Setzen Sie sich neben Ihren Partner, und nehmen Sie seine Hand. Einige Tropfen Öl machen die Haut geschmeidig und die Massage angenehmer. Sie können einfaches Olivenöl verwenden oder auch ein gutes Massageöl. Verteilen Sie das Öl auf der gesamten Hand, und reiben Sie es mit sanftem Druck ein. Nehmen Sie hierzu vor allem Ihren Daumen und Daumenballen. Die Streichungen sollten Richtung Arm führen, von den Fingerspitzen weg. Sanftes Kneten und Streicheln fördert die Durchblutung und löst Verspannungen. Nun lassen Sie die Hand sanft kreisen, mal nach links und mal nach rechts. Im Anschluss bewegen Sie alle Fingergelenke durch und streichen von den Fingerspitzen Richtung Handgelenk. Nach Beendigung der Massage halten Sie die Hand noch ein paar Augenblicke und legen sie dann ab.

Danach begeben Sie sich auf die andere Seite und führen die Massage mit der anderen Hand durch. Es ist empfehlenswert, immer beide Hände oder auch Füße zu massieren, da sich Ihr Partner sonst einseitig fühlen könnte.

Die **Fußmassage** wird vorzugsweise im Liegen durchgeführt. Sie setzen sich Ihrem Partner zu Füßen und nehmen diese in die Hand. Lassen Sie Ihrem Partner Zeit, sich an die Berührung zu gewöhnen. Nun gehen beide Hände zu einem Fuß und massieren sanft aber kräftig das Öl oder den Fußbalsam ein. Hier können Sie etwas kräftiger zupacken als bei den Händen. Besonders wohltuend wirkt es, wenn Sie den Fuß wringen: Sie greifen mit beiden Händen fest zu und drehen die Hände dann gegeneinander. Das wiederholen Sie von der Ferse bis hoch zu den Zehenballen. Die Haut rötet sich, ein Zeichen für erhöhte Durchblutung.

Auch die Zehen mögen gerne durchbewegt werden. Die Fußsohle wird mit dem Daumen durchgearbeitet, aber Vorsicht, nicht zu viel des Guten! Zehn Minuten Fußmassage reichen völlig.

Zeit für Partnerschaft

Liebe und Partnerschaft sind keine Selbstverständlichkeiten. Sie sind ein Geschenk, das Sie jeden Tag aufs Neue erhalten, und für das Sie jeden Tag dankbar sein sollten. Die Liebe ist keine feste Einrichtung, sondern ein zartes Gebilde feinster Verbindungen, die gehegt und gepflegt werden müssen. Nur so bewahren Sie sich dieses Glück.

Es sind kleine Gesten, einfache Zärtlichkeiten, die das Leben schöner machen. Nehmen Sie sich zwischen den Pflichten immer wieder Zeit für gemeinsame Unternehmungen und bewusst gemeinsam gestaltete Zeit. So bleibt die Liebe frisch.

Fangen Sie heute damit an, Ihrem Partner Aufmerksamkeit zu geben. Sagen Sie ihm, wie schön es für Sie ist, das Leben mit ihm zu teilen. Machen Sie ihm ein kleines Geschenk, vielleicht ein Betthupferl auf das Kopfkissen. Diese Kleinigkeiten können Großes bewirken.

Bei dem gegenseitigen Verwöhnprogramm sollten Sie darauf achten, dass Geben und Nehmen gleichmäßig verteilt sind.

Schenken Sie Ihrem Partner
viel Zeit und Liebe –
er wird sie Ihnen zurückschenken.

Kopf- und Gesichtsmassage

Der Kopf ist im Alltag oft sehr belastet. An alles müssen Sie denken, ständig einen wachen Geist haben. Die Augen sollen alles gleichzeitig wahrnehmen und die Ohren müssen Lärm ertragen. Wie schön ist es dann, wenn Sie den Kopf in den Schoß Ihres Partners legen oder seinen Kopf in Ihrem Schoß bergen dürfen. Natürlich können Sie den Kopf auch auf ein Kissen betten und sich oberhalb platzieren.

Legen Sie Ihre Hände auf den Kopf des Partners, und lassen Sie Ihre Fingerspitzen langsam darüber kreisen. Führen Sie diese Kreisbewegung in aller Ruhe über den ganzen Kopf aus. Dann greifen Ihre Hände in die Haare und ziehen leicht daran, Strähne für Strähne und mit Gefühl. Die Kopfhaut wird stimuliert und reagiert mit einem angenehmen Kribbeln.

Als Nächstes kümmern Sie sich um die Ohren. Greifen Sie mit Daumen und Zeigefinger sanft den äußeren Rand des Ohrläppchens, und walken Sie diesen von unten nach oben sanft durch. Im Anschluss legen Sie den Daumen fest auf und fahren mit dem Zeigefinger sanft an der Rückseite des Ohres entlang. Das ist eine sehr angenehme Art, rote Ohren zu bekommen.

Nun nehmen Sie sich die Stirn vor. Legen Sie die Hände seitlich an, und lassen Sie die Daumen mittig auf der Stirn liegen. Nun ziehen Sie mit leichtem Druck die Daumen auseinander und glätten die Stirn. Arbeiten Sie über die ganze Stirn bis zu den Augenbrauen, die Sie mit dem Daumen nachfahren. Diese Streichung wird einige Male wiederholt.

Mit kreisenden Daumenbewegungen geht es dann über die Schläfe hinunter zur Wangenpartie. Von der Nase ausgehend streichen und ziehen die Daumen sanft bis zum Ohr. Beim Kinn machen Sie mit den Spitzen des Zeige- und Ringfingers sanfte Kreisbewegungen.

Nachdem Sie sich über das ganze Gesicht gearbeitet haben, streichen Sie mit beiden Händen und der ganzen Handfläche leicht über die Stirn nach oben weg und lassen die Hände zum Abschluss noch für einen Augenblick auf der Stirn ruhen.

Der entspannte Gesichtsausdruck, der Ihnen geschenkt wird, sagt mehr als alle Worte.

Arm- und Beinstreichungen

Auch die Arme und Beine freuen sich über Aufmerksamkeit.

Bitte denken Sie daran, dass Streichungen immer Richtung Körpermitte erfolgen.

Bleiben Sie sanft in Ihren Griffen, vergessen Sie nicht, es geht einzig um Entspannung. Lassen Sie Ihrer Fantasie und Ihren Empfindungen freien Lauf.

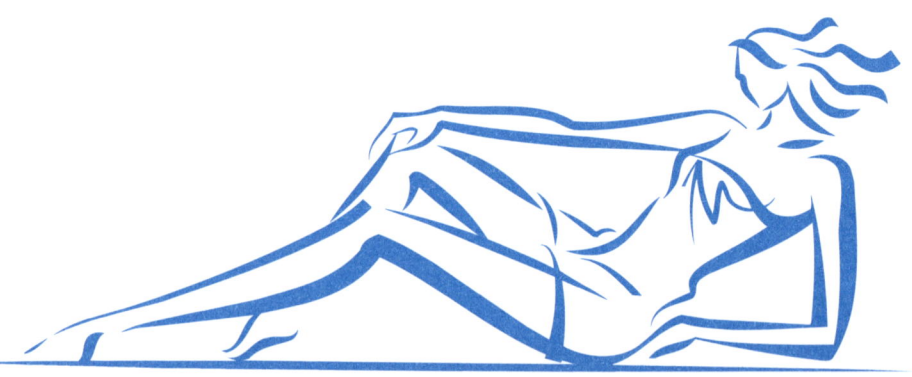

Nehmen Sie sich Zeit.

Rückenmassage

Wärmen Sie das Massageöl an, indem Sie es zwischen Ihren Handflächen verreiben. Nehmen Sie Kontakt zu Ihrem Partner auf, indem Sie mit sanften Streichungen über den gesamten Rücken beginnen.

Streichen Sie mit leichtem Druck links und rechts neben der Wirbelsäule mit der ganzen Hand nach oben. Dort führen Sie Ihre Hände über die Schultern zum seitlichen Rücken und ziehen Sie ohne Druck nach unten. Über die Pobacken finden Sie wieder in die Ausgangsposition neben der Wirbelsäule. Halten Sie immer Kontakt zum Rücken, das ist viel angenehmer, als wenn Sie oben die Hände wegnehmen und unten neu ansetzen. Mindestens eine Hand sollte immer beim Partner sein. Diese Streichungen wiederholen Sie einige Male, bis der ganze Rücken gut eingeölt ist.

Dann können Sie die Wirkung intensivieren, indem Sie eine Faust machen und die Streichung mit den Fingerknöcheln durchführen. Nehmen Sie soviel Druck, wie es für Ihren Partner angenehm ist. Oben angelangt öffnen Sie die Hände und fahren wie gewohnt mit den ganzen Handflächen nach unten in die Ausgangsposition.

Inzwischen haben Sie sicherlich Unterschiede im Gewebe bemerkt. Dort wo Verspannungen sitzen, ist es hart und unelastisch. Diese Stellen können Sie nun gezielt durcharbeiten. Legen Sie die flachen Hände auf, und führen Sie mit den Daumen kreisende Bewegungen durch. Der Druck darf hierbei ruhig etwas verstärkt werden.

Fahren Sie mit den Daumen auch einmal die Kante des Schulterblattes entlang, dort gibt es oft verborgene Verspannungen.

Zum Abschluss legen Sie Ihre Hände in die Mitte der Wirbelsäule und ziehen sie unter leichtem Druck auseinander. Eine Hand wandert zum Po und eine zum Nacken. Dadurch ergibt sich eine leichte und sehr wohltuende Streckung.

Packen Sie Ihren Partner nach Beendigung der Massage warm ein, und lassen Sie ihn eine halbe Stunde nachruhen. Dann steht einem Rollentausch nichts mehr im Wege.

Verwöhnen Sie Ihren Partner

Die Partnermassagen sind nur eine von unzähligen Möglichkeiten, sich gegenseitig zu verwöhnen. Mit kleinen Aktionen signalisieren Sie Ihrem Partner Wertschätzung und geben ihm ein gutes Gefühl, das verstärkt zu Ihnen zurückkommt.

Säen Sie Liebe, und ernten Sie Glück, das ist gar nicht schwer. Wenn Sie Ihrem Partner aufmerksam zuhören, dann werden Sie erfahren, was ihm am Herzen liegt, womit Sie ihm eine Freude machen können.

Lassen Sie Ihrer Fantasie freien Lauf, und seien Sie kreativ. Es lohnt sich auf alle Fälle.

Brechen Sie aus der täglichen Routine aus
und öffnen Sie sich für die kleinen Abenteuer,
die es zu erleben gilt.

Verwöhnideen

Gegenseitiges Vorlesen: Dieser Vorschlag mag Sie überraschen, aber seien Sie versichert, es ist unglaublich schön. Kuscheln Sie sich in Ihren Lieblingssessel, legen Sie sich ins Bett oder – als Krönung einer Lesestunde – legen Sie sich in die Badewanne. Der Partner setzt sich zu Ihnen und liest Ihnen aus Ihrem aktuellen Lesestoff oder Ihrem Lieblingsbuch vor. Nicht umsonst haben Hörbücher Hochkonjunktur, aber mit einer so persönlichen Lesung können nicht einmal diese mithalten.

Ein überraschender Ausflug: Bereiten Sie einen Ausflug vor, suchen Sie das Ziel nach den Vorlieben Ihres Partners aus, und überraschen Sie ihn mit einem Picknick, einer Radtour oder einem Konzertbesuch. Wecken Sie die Spontaneität, indem Sie einmal nicht gemeinsam alles planen und dann vielleicht doch wieder über den Haufen werfen. Nutzen Sie die Gelegenheiten, die das Leben Ihnen bietet.

Gemeinsam spazieren gehen: Das ist so einfach und so wunderschön. Egal ob bei Sonnenschein oder Regen, ob es warm ist oder klirrend kalt. Ein gemeinsamer Spaziergang ist ein gemeinsames Erleben, und das schweißt zusammen. Gleichzeitig tun Sie noch etwas für Ihre Gesundheit und entfliehen für einen begrenzten Zeitraum Ihren Pflichten. Lassen Sie auf alle Fälle das Handy aus, diese Stunde gehört Ihnen. Sprechen Sie auch nicht über Organisatorisches oder Probleme. Nehmen Sie Ihre Umgebung wahr, und machen Sie sich gegenseitig auf Dinge um Sie herum aufmerksam. Ein bunter Vogel, ein schillernder Käfer oder eine besonders schöne Blume sind Ihre Aufmerksamkeit wert. Nach einem solchen Ausflug werden Sie gestärkt in Ihren Alltag zurückkehren.

Gegenseitige Körperpflege: Cremen Sie sich gegenseitig ein, betreiben Sie gegenseitig Fußpflege oder rasieren Sie sich. Alles was gut tut ist erlaubt.

Vom Stress ablenken

Sie müssen sich nicht den ganzen Tag mit Problemen beschäftigen, nach Lösungen suchen oder hetzen lassen. Gönnen Sie sich Pausen. Manchmal tut es auch gut, einfach etwas ganz anderes zu tun. Den Kopf freizubekommen und einmal nicht denken zu müssen.

Eine gute Art sich abzulenken und gleichzeitig etwas Gutes für sich zu tun, ist körperliche Betätigung. Wenn Sie sich richtig auspowern, werden Stresshormone abgebaut, und Sie entspannen sich. Das Lächeln kommt zu Ihnen zurück, und Sie fühlen sich wieder wohl.

Aber fangen Sie langsam an. Wenn Sie sich überfordern, hat es genau die gegenteilige Wirkung, es entsteht zusätzlicher Stress. Auch die Verletzungsgefahr ist bei Überforderung sehr hoch. Deshalb tun Sie sich selbst den Gefallen, und passen Sie sich Ihrer Leistungsfähigkeit an.

Bei Sport als Entspannungsmittel kommt es nicht auf hohe Leistungen an, es geht darum, sich Zeit zu nehmen und Abstand zu bekommen. Der Weg ist Ihr Ziel.

Laufen Sie Ihrem Stress einfach davon!
Sie werden sehen: Ein Sport, der Ihnen Spaß macht,
kann wahre Wunder wirken!

Sport und Bewegung

Jede Sportart kann als Leistungssport betrieben werden, die Frage ist aber, muss das sein? Genießen Sie die Bewegung, die Konzentration, das Gefühl, sich selbst nahe zu sein, und vergessen Sie die Leistung. Egal für welche Sportart Sie sich entscheiden, an erster Stelle soll der Spaß stehen.

Walken/Joggen

Laufen ist der ideale Entspannungssport. Voraussetzung ist, dass es Ihnen nicht darum geht, Kilometer zu reißen oder Bestzeiten zu laufen. Genießen Sie es durch die Natur zu laufen. Begleitet von leisem Vogelgezwitscher konzentrieren Sie sich auf Ihre Schritte und Ihren Atem. Schritt um Schritt um Schritt. Automatisch hören die Gedanken auf zu kreisen, und Ruhe stellt sich ein. Verderben Sie sich dieses Erleben nicht mit endlosen Gesprächen, bleiben Sie in Ihrer Ruhe, es lohnt sich.

Radfahren oder Inline-Skaten

Radfahren oder Inline-Skaten sind wunderbare Sportarten, die sie in der freien Natur ausüben können. Suchen Sie sich eine schöne Strecke über wenig befahrene Wege oder Straßen aus. Lassen Sie die Landschaft an sich vorübertreiben, strengen Sie sich nicht zu sehr an, genießen Sie die Umgebung.

Schwimmen

Wasser steht für das Unterbewusstsein. In Wasser einzutauchen ist, als ob man in sich selbst eintaucht. Lassen Sie sich tragen von den sanften Bewegungen des Wassers, tauchen Sie ein, äußerlich und innerlich und genießen Sie dieses Gefühl des Zu-sich-selbst-Findens. Gleichzeitig ist Schwimmen sehr gesund, es schont Ihre Gelenke und regt den Stoffwechsel an.

Das soziale Umfeld

Nutzen Sie die Bande, die Sie zu anderen Menschen haben, und teilen Sie Freude und Leid. Stress entsteht durch Überlastung. Überlastung kommt auf, weil Sie meinen, alles alleine tragen zu müssen. Ist das wirklich so? Bestimmt gibt es Familienmitglieder oder Freunde, die Ihnen gern helfend zu Seite stehen. Teilen Sie die Aufgaben – wenn alle gemeinsam tragen, ist es für keinen zu viel.

Hinzu kommt, dass Sie aus einem intakten Umfeld in vollen Zügen Energie tanken können. Ein Kinderlachen, eine freundschaftliche Umarmung, ein nettes Wort geben neue Energie.

Manchmal sehen Menschen vor lauter Arbeit die Freude nicht mehr, die Familie und Freunde mit sich bringen. Lassen Sie einfach einmal den Alltag hinter sich, und unternehmen Sie etwas gemeinsam. Die Kraft einer Familie im Ganzen ist größer als die Summe der Kraft der einzelnen Mitglieder, denn gemeinsam sind Sie stärker, es wirken die sozialen Bande.

Lassen Sie Ihren Alltag hinter sich!
Genießen Sie Ihr Leben.

Familie und Freunde

Die Bande zu Familie und Freunden müssen gepflegt werden. Lassen Sie die Freude nicht im Alltag untergehen. Es ist gar nicht schwer, etwas für diese Strukturen zu tun, Sie müssen es einfach nur machen. Gegenseitige Achtsamkeit und Respekt sind wichtige Voraussetzungen für ein friedvolles und Kraft spendendes Miteinander. Wenn Sie dann zwischen die vorgegebenen Pflichtpunkte noch schöne, Freude bringende Akzente setzen, dann ist das ein guter Nährboden, auf dem Liebe und Gelassenheit gedeihen können.

Spieleabende: Wann war Ihr letzter Spieleabend? Das gemeinsame Erleben, Lachen, das von den Wänden widerhallt. Erlebtes Glück, ein Triumph oder die unter dem wohlwollenden Gelächter der Anderen erlebte Niederlage sind wertvolle Erlebnisse. Es ist ein Ausbruch aus dem Alltag, der Ihnen Freude und Kraft bringt.

Ausflüge: Es muss nicht immer ein namhaftes Ziel sein, das Sie besuchen. Ein Picknick im Grünen, ein Besuch im Streichelzoo oder eine gemeinsame Fahrradtour stärken die sozialen Bindungen, bringen Freude und sind gesund.

Gemeinsame Arbeit: Wieder einmal kommt es auf den Blickwinkel an. Ist das Unkraut jäten für Sie ein Horror? Stunden, die Sie möglichst schnell hinter sich bringen wollen? Aber wie schön ist es doch, dass Sie einen Garten haben, den Sie jäten dürfen.

Machen Sie ein gemeinschaftliches Projekt daraus. Lachen Sie dabei und freuen Sie sich miteinander über ein vollbrachtes Werk. Das stärkt die Zusammengehörigkeit und verändert Ihr persönliches Erleben. Mit einem Mal ist es nicht mehr lästige Pflicht, sondern ein Stück Lebenszeit, bei dem Sie Freude erleben. Das lässt sich auf viele andere Situationen übertragen.

Freiräume schaffen

Bei aller Gemeinsamkeit und Spaß im Alltag ist es dennoch wichtig, dass Sie Freiräume haben. Für sich selbst, für Ihre Wohlfühlrituale und Entspannungszeiten, aber auch für Ihre Partnerschaft. Gerade Menschen mit Kindern vergessen oft, sich diesen Raum zu gönnen. Sie funktionieren Tag für Tag und merken gar nicht, wie die Anspannung und Erschöpfung mit jedem Tag wächst. Stopp! Schaffen Sie sich Freiräume!

Sie können mit Freunden eine gegenseitige Kinderbetreuung vereinbaren. So haben alle etwas davon.

Falls es im Freundes- und Familienkreis nicht klappt, holen Sie sich eine Betreuungskraft. Es gibt Vermittlungsstellen für Babysitter, die Ihnen gerne weiterhelfen.

Sehen Sie diese Freiräume nicht als unnötigen Luxus, sondern als notwendige Maßnahme. Wenn Sie entspannt und gestärkt sind, haben alle etwas davon.

Nehmen Sie Ihr Leben in die Hand!

Gelassenheit tut gut

Egal ob in Job oder Freizeit, mit der richtigen Portion Gelassenheit werden Sie die täglichen Aufgaben viel leichter bewältigen und nicht täglich an Ihre Kraftreserven gehen müssen.

Arbeitsberge können zuweilen beängstigende Ausmaße annehmen. Wenn Sie gelassen daran gehen, nicht den ganzen Berg auf einmal besteigen wollen, sondern sich zwischendurch immer wieder Zeit lassen für eine Pause, dann wird sich Ihre Leistungsfähigkeit merklich verbessern. Schneller als Sie denken, werden Sie den Aufstieg geschafft haben.

Arbeiten Sie nicht wild drauf los. Überlegen Sie sich, was Sie tun. Entwerfen Sie einen Zeitplan, und bleiben Sie dabei realistisch. Vergessen Sie nicht, Zeit für kurze Entspannungsübungen einzuplanen. Wenn Sie so strukturiert mit der Arbeit beginnen, wird Ihnen der Erfolg sicher sein. Sie können zwischendurch immer wieder kontrollieren, ob Sie im Zeitrahmen sind. Das motiviert und beugt Anspannung vor.

Wenn Sie merken, dass Hektik aufkommt, dass Sie nervös werden, dann halten Sie inne. Nehmen Sie sich einige Minuten Zeit und machen Sie eine kurze Entspannungsübung. Das hilft Ihnen, einen kühlen Kopf zu bewahren.

Welche Übung Sie auswählen, steht Ihnen frei. Es gibt keine Vorgaben, was gut tut, ist erlaubt.

Diese kurze Auszeit, die Sie sich nehmen, fehlt Ihnen am Ende nicht, denn danach können Sie wieder schneller und konzentrierter arbeiten und holen damit die Entspannungszeit und noch etwas mehr auf. Vertrauen Sie darauf.

Atmen Sie in Ruhe durch

Nicht jede Situation, die Sie stresst, ist diese Aufregung wert. Atmen Sie erst einmal in Ruhe durch, und nehmen Sie sich Zeit, die Situation vollständig zu erfassen.

Wenn möglich, sollten Sie sogar eine Nacht darüber schlafen, bevor Sie reagieren. Wenn Sie sich dann immer noch ärgern, dann können Sie mit dem notwendigen Abstand kühl und gezielt reagieren. Das ist viel besser, als im Eifer der hochkochenden Gefühle über das Ziel hinauszuschießen. Mit vorschnellen Reaktionen zerschmeißen Sie vielleicht unnötig Porzellan, das Sie dann später mühsam wieder zusammenkleben müssen.

Unbedacht gemachte Äußerungen können verletzen, und diese Wunden hinterlassen Narben.

Ein entspanntes Leben hilft Ihnen, solche Situationen gelassen zu meistern. Sie atmen tief durch, konzentrieren sich auf Ihre eigene Mitte und reagieren dann, wenn die Zeit gekommen ist.

So meistern Sie auch schwierige Situationen.

Lassen Sie auch mal Fünfe gerade sein.

Strategien für Gelassenheit

Damit Sie es schaffen, wirklich erst durchzuatmen und dann in Ruhe zu reagieren, gibt es probate Hilfsmittel.

Im Büro: Sorgen Sie für Ordnung. Ein übersichtlicher Schreibtisch sorgt für einen freien Kopf. Nur das, woran Sie gerade arbeiten, sollte vor Ihnen liegen.

Machen Sie Prioritätenlisten, und arbeiten Sie sich Stück für Stück durch. Nur geplantes Wirken mit klarem Kopf bringt Sie sicher durch Ihren Arbeitstag. Wenn Sie hektisch werden und mehrere Sachen gleichzeitig beginnen, dann fehlt Ihnen die Übersicht, und Fehler schleichen sich ein. Probieren Sie es, Sie werden staunen, wie viel mehr Sie schaffen, wenn Sie sich an Ihren eigenen Plan halten. Jedes Etappenziel gibt Ihnen ein gutes Gefühl, und Sie erfüllen Ihre Aufgaben mit Freude und Gelassenheit. Vorbei die Zeiten der unübersichtlichen Berge.

Zu Hause. Auch im privaten Bereich ist es gut, wenn Sie nach System arbeiten. Gehen Sie auf Ihre eigenen Bedürfnisse ein, und zwingen Sie sich nicht zu Arbeiten, die Ihnen in diesem Moment zuwider sind. Vielleicht geht es später besser? Verbinden Sie unangenehme Arbeiten mit positiven Ergänzungen. Warum sollten Sie nicht den Berg Bügelwäsche bei einem guten Film abarbeiten?

Fetzige Musik fördert Ihre Laune und macht das Fensterputzen leichter. Muss es wirklich gleich das ganze Haus auf einmal sein? Setzen Sie sich kleine Ziele, dann haben Sie zwischendurch Erfolgserlebnisse. Zufriedenheit stellt sich ein.

Im Alltag: Warten gehört zum Alltag. Ob in der Schlange an der Kasse oder im Wartezimmer beim Arzt. Sie können sich entscheiden: Ärgern Sie sich über die Wartezeit, und lassen Sie Stress aufkommen – oder nutzen Sie die Zeit für sich. Eine kleine Entspannungsübung, und schon ist die Warterei sinnvoll genutzt. Sie leben gelassen.

Situationen annehmen

Manche Dinge sind nicht zu ändern. Dann ist es wichtig, an der eigenen Einstellung zu arbeiten und die Situation so anzunehmen wie sie nun einmal ist.

Es ist schade um Ihre Lebenszeit, wenn Sie sich damit aufhalten, sich über unabänderliche Dinge zu ärgern. Schauen Sie lieber nach vorne und machen Sie aus dem, was ist, das Beste.

Sich zu ärgern bedeutet Stress, Situationen anzunehmen bringt Gelassenheit und Ruhe. Aus dieser Gelassenheit heraus können Sie wieder durchstarten und sich neue Ziele setzen. Wenn Ihnen das nicht sofort gelingt, dann arbeiten Sie an Ihrer Einstellung.

Sie haben wieder die Wahl und können sich Ihre Übungen selbst aussuchen und zusammenstellen. Haben Sie sich erst einmal entspannt, schaffen Sie es sicher auch, die Dinge neu zu betrachten.

Ärgern Sie sich nicht über Dinge,
die sie nicht ändern können.

Stressfaktoren erkennen und vermeiden

Stress hat ein vielfältiges Gewand. Je nach Situation sind die Reaktionen eher körperlich oder eher seelisch/geistig. Beobachten Sie sich, agieren Sie nicht einfach, sondern beginnen Sie, Situationen zu reflektieren und ein Gefühl dafür zu entwickeln, was Ihnen gut tut und was eben nicht.

Was stresst Sie? Machen Sie sich Ihren Stress selbst, indem Sie hohe Anforderungen an sich selbst und Ihr Umfeld haben? Daran können Sie arbeiten. Perfekt zu sein ist unmenschlich, zum Leben gehört es, Fehler zu machen und unvollkommen zu sein. Vollkommenheit anzustreben ist in Ordnung – aber nicht verbissen und um jeden Preis. Wenn Sie das akzeptieren, dann fallen die hausgemachten Stressfaktoren weg oder verringern sich zumindest.

Stresst Ihr Umfeld Sie? Analysieren Sie, was genau Sie unter Stress setzt. Sind die Anforderungen am Arbeitsplatz zu hoch? Scheuen Sie sich nicht, solche Dinge offen anzusprechen. Manchmal finden sich

Lösungen, und oft ist es den Vorgesetzten gar nicht bewusst, dass zwei Hände für Ihren Job einfach zu wenig sind. Schaffen Sie klare Fakten, machen Sie Listen mit Arbeiten, die auf Ihrem Schreibtisch landen. Führen Sie für einen gewissen Zeitraum Arbeitszeittabellen. Wann haben Sie was gemacht? Wenn Sie offen die Probleme ansprechen, dann stehen die Chancen gut, dass Sie auch gelöst werden.

Ist Ihre Familie ein Stressfaktor? Auch hier hilft es, Tatsachen ganz klar beim Namen zu nennen. Schlucken Sie den Ärger nicht hinunter, damit machen Sie sich nur Stress. Rufen Sie den Familienrat zusammen, und besprechen Sie gemeinsam die Situation. Partner und Kinder sollten die Aufgaben des täglichen Lebens gemeinsam tragen, jeder nach seinem Vermögen, dann ist es für niemanden zu viel, und jeder trägt etwas Sinnvolles zur Gemeinschaft bei.

Haben Sie erkannt, wo Ihre persönlichen Stressfallen lauern, ist der Schritt, diese zu vermeiden ein Klacks. Der Lohn ist ein entspanntes Leben.

Lernen Sie Nein zu sagen

Sie müssen nicht die Last der Welt alleine tragen. Wenn Sie sich von diesem Anspruch lösen, wird es Ihnen schnell leichter werden.

Probleme der Kinder, der Partner, der Freunde sollten in erster Linie bei dem bleiben, der Sie hat. Das ist nicht immer machbar, aber in vielen Fällen gilt: Zuhören ja, Besprechen ja, Tragen nein!

Oft ist es den Menschen um Sie herum gar nicht klar, dass Sie überlastet sind. Woher sollten Sie es auch wissen, wenn Sie immer alles klaglos übernehmen? Niemand kann in Sie hineinschauen.

Machen Sie den Mund auf, und sagen Sie offen, wie es Ihnen geht. Sie haben ein Recht auf Ihr eigenes Leben und müssen nicht immer alles über den Haufen werfen, wenn irgendjemand etwas von Ihnen will. Wenn Sie es gerne tun oder ein echter Notfall eingetreten ist – bitte, helfen Sie. Wenn Sie aber eigentlich gar nicht wollen und es nur aus einem Pflichtgefühl heraus machen, dann sagen Sie nein. Niemand wird Ihnen ernsthaft böse sein. Die anfängliche Überraschung wird in Akzeptanz übergehen.

Seien Sie hilfsbereit, aber denken Sie daran:
Lassen Sie sich nicht zuviel Arbeit aufbürden.

Die Mischung macht's

Denken Sie an die Waagschale: Zu viel Stress ist ebenso schlecht wie zu wenig. Wenn Sie es schaffen, die richtige Mischung zu finden, können Sie Ihr Leben in Harmonie leben.

Sorgen Sie dafür, dass Stress und Entspannung Hand in Hand gehen. Ohne Stress gäbe es keine Entwicklung, kein Fortkommen. Sie brauchen die Herausforderung, um Leistung zu erbringen. Das wiederum gibt Ihrem Dasein einen Sinn und macht Sie zufrieden.

Sie haben gelernt, Stress zu erkennen und in Disstress und Eustress zu unterscheiden. Nutzen Sie dieses Wissen. Ihre eigene Freude und Zufriedenheit wird vielfach auf Sie zurückkommen.

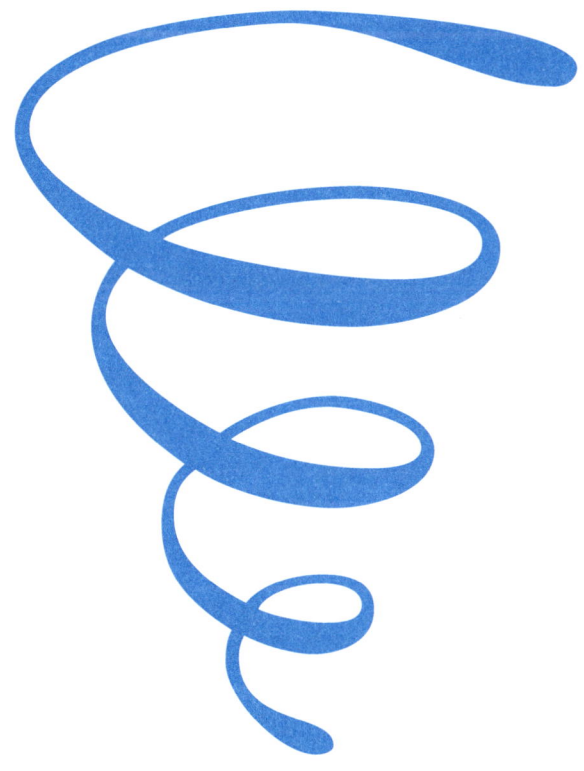

Rechte einfordern

Seien Sie nicht zögerlich, eine verabredete Aufgabenteilung einzufordern. Sie sind es wert, dass man sich an Abmachungen hält, und Sie sind es sich selbst schuldig, für sich einzustehen.

Um in der Familie jedem die Möglichkeit zu geben, seine Sicht der Dinge zu äußern, ist der Meckerkasten ein sehr funktionelles Instrument.

Ein schön bemalter oder beklebter Schuhkarton wäre eine Idee für so einen Kasten. Hier hinein gehören Dinge aus dem Familienleben. Kleine Alltäglichkeiten, die Sie ärgern. Jedes Familienmitglied darf hier Zettel hineintun, mit Dingen die es stören oder ärgern. Je nach Bedarf können Sie wöchentlich oder monatlich die Probleme und Problemchen offen im Kreise aller besprechen. Keiner muss mehr schlucken, Stress hat keine Chance.

Sprechen Sie über Probleme.

Entspannt leben

Es gibt äußere Einflüsse, die Sie nicht ändern können. Umso wichtiger ist es, auf die Dinge einzuwirken, die in unserer Hand liegen.

Der eigene **Perfektionismus** ist einer der häufigsten Stressfaktoren. Arbeiten Sie an sich, und behandeln Sie sich pfleglich. Lernen Sie, die Wichtigkeit Ihrer Handlungen zu hinterfragen und auch einmal großzügig über die eigenen Fehler hinwegzusehen. Das ist ein wichtiger Schritt in Richtung eines entspannten Lebens. Die täglichen Übungen unterstützen Sie bei dieser Wandlung, und schon bald werden Sie die ersten kleinen Veränderungen spüren.

Sorgen Sie für ein sinnvolles **Zeitmanagement.** Eine gute Planung und die Einteilung der täglichen Aufgaben mit Rücksicht auf Ihre persönliche Leistungsfähigkeit verhindern von vornherein das Aufkommen von Stress.

Gehen Sie in **Partnerschaft und Familie** offen miteinander um, und lernen Sie, Dinge zu besprechen. Niemandem ist geholfen, wenn einzelne Familienmitglieder Raubbau mit Ihren Kräften betreiben und still vor sich hin leiden. Gemeinsam können Sie Lösungen finden und die Aufgaben so verteilen, dass es für keinen zu viel wird.

Aufmerksamkeit: Leben Sie bewusst, und bleiben Sie sensibel für heimlich entstehenden Stress. Schauen Sie genau hin, fühlen Sie in Ihr Leben hinein, und nehmen Sie Ihre Gefühle wahr. Dann können Sie auf Stress schnell reagieren und entspannte Lösungswege finden. In so einer Lebensplanung können sogar hin und wieder unvermeidliche Stresszeiten ohne negative Nachwirkungen verkraftet werden. Sie gehen gestärkt aus Krisensituationen hervor, denn Sie haben gelernt, auf sich selbst zu achten.

Das richtige Maß

Finden Sie das richtige Maß an Pflichten. Stellt der Alltag Ihnen mehr Aufgaben, als Sie bewältigen können, dann scheuen Sie sich nicht, dies zu ändern.

Überforderung führt zu Disstress. Dieser negative Stress zehrt an Ihren Kräften, Sie werden unausgeglichen, unkonzentriert oder nervös. Unzufriedenheit und Versagen sind das Ergebnis permanenter Überforderung.

Niemand sollte mehr leisten müssen, als er kann. Aber jeder sollte Leistung bringen dürfen. Sorgen Sie dafür, dass Sie gefordert werden, das stärkt Ihr Selbstbewusstsein und gibt Ihnen ein gutes Gefühl.

Dabei ist es gleichgültig, ob Sie für den nächsten Basar basteln oder eine wichtige Forschungsarbeit leisten. Jeder Mensch ist wichtig, und jede Leistung zählt. Wenn Sie im Rahmen Ihrer eigenen Möglichkeiten bleiben, sich zwar fordern, aber nicht überfordern, dann steht einem zufriedenen Leben ohne zu viel Stress nichts im Weg.

Engagieren Sie sich.
Tun Sie die Dinge, die sie gut können.
Loben Sie sich.

Carpe diem – nutzen Sie den Tag

Nehmen Sie sich die Zeit, die Gegenwart zu genießen. Rennen Sie nicht nur der Zukunft hinterher, trauern Sie nicht um vergangene Chancen und Momente.

Wieder einmal kommt es auf das richtige Maß an. Sie sollen nicht alles vergessen was war. Sie dürfen auch das Morgen nicht ganz aus den Augen lassen. Aber wenn Sie Ihre gesamte Energie in das Gestern und das Morgen stecken, dann bleibt nichts für das wertvolle Heute übrig.

Es sind diese kleinen großen Momente, die es zu erleben gilt. Sind Sie schon einmal mit dem Auto rechts rangefahren, weil der Himmel so wunderschön war, dass Sie ihn betrachten mussten? Haben Sie schon einmal das Gefühl erlebt, wenn das Herz Ihnen übergehen will vor Freude? Vielleicht weil ein lieber Mensch an Sie denkt oder weil die Blume an Ihrem Fenster so herrlich duftet?

Lernen Sie, diese Freuden wahrzunehmen, und Sie werden ein erfülltes Leben haben.

Erholsamer Schlaf

Rund ein Drittel des Tages verbringen wir im Schlaf. Hierbei erholt sich der Körper von den Strapazen des Tages. Der Geist ist frei, und die Seele geht Ihre eigenen Wege in die Traumwelt.

Schlaf ist für Ihr Leben, Ihre Kraft und Ihre Gesundheit essenziell.

Versuche mit Schlafentzug haben die Wichtigkeit dieser Erholungsphase belegt. Dauerhafte Schlafstörungen haben körperliche und psychische Probleme zur Folge. Deshalb sorgen Sie bitte dafür, dass Sie gut schlafen können.

Dazu gehören äußere Faktoren wie frische Luft, die richtige Raumtemperatur, ein abgedunkelter Raum, ein bequemes Bett – aber auch innere Faktoren wie eine gelassene Einstellung. Vermeiden Sie Kaffee, Alkohol, Gruselfilme, Streit oder Diskussionen.

Der beste Start in einen neuen Tag ist eine ruhige, erholsame Nacht.

Sorgen Sie für einen erholsamen Schlaf.

Einschlafrituale

Wenn Sie Einschlafprobleme haben, können einfache Rituale helfen.

Milch/Tee: Trinken Sie schlückchenweise eine Tasse warme Milch mit Honig. Sollten Sie keine Milch mögen, können Sie sich auch einen Tee aufbrühen. Nutzen Sie die Kraft der Natur, und wählen Sie entspannende Kräuter. Geeignet sind zum Beispiel Orangenblüten, Melisse, Brombeerblätter, Hopfen, Lavendel. Sie können sich eine eigene Mischung zusammenstellen oder einen gemischten Entspannungstee kaufen.

Lavendelfußbad: Ein warmes Fußbad mit entspannenden Lavendelessenzen bringt Ihnen Ruhe und pflegt Ihre Füße.

Gedanken aufschreiben: Können Sie Ihre Gedanken nicht loslassen? Hilft Ihnen nicht einmal der See der Erinnerung? Dann schreiben Sie das, was Sie bewegt auf. Nun können Sie es beruhigt loslassen und sich am nächsten Tag wieder damit auseinandersetzen.

Musik hören: Ein ruhiges, entspannendes Musikstück kann Ihnen helfen, vom aktiven Rhythmus auf Entspannung umzuschalten. Diese Umschaltung ist die Voraussetzung für das Einschlafen.

Lesen: Wählen Sie zum Einschlafen ein leichtes Buch, das Ihnen Freude bringt, ohne Sie aufzuwühlen. Der spannende Thriller gehört nicht dazu, den sollten Sie lieber tagsüber genießen.

Regelmäßigkeit: Gehen Sie möglichst immer zur gleichen Zeit zu Bett, und stehen Sie zur gleichen Zeit auf. Ihr Körper gewöhnt sich an diesen Rhythmus und schaltet irgendwann zur richtigen Zeit von alleine um.

Das Leben genießen

Selbstbestimmung ist ein wertvolles Gut, das es zu erhalten gilt. In vielen Situationen des Lebens werden Sie fremdbestimmt. Äußere Umstände zwingen Sie zu manchen Kompromissen. Solange Sie sich wohl fühlen und es Ihre Entscheidung ist, sich diesen Dingen unterzuordnen, ist das in Ordnung.

Haben Sie aber das Gefühl, es bliebe Ihnen keine Wahl, dann läuft etwas falsch. Fühlen Sie sich als Marionette von Zwängen und Pflichten? Dann ist es Zeit zu handeln.

Überdenken Sie Ihre Situation, machen Sie Listen, was wirklich für Sie wichtig ist, worauf Sie nicht verzichten wollen und können, und welchen Preis Sie dafür zahlen. Wenn die Kosten, sowohl finanziell als auch persönlich, zu hoch sind, dann ändern Sie es. Manchmal ist es besser, auf etwas zu verzichten und dafür persönlichen Freiraum zu gewinnen.

Glauben Sie an sich selbst.

Nehmen Sie sich Zeit

Ihr Körper, Ihre Seele und Ihr Geist brauchen Pausen. Integrieren Sie diese Zeiten in Ihren Alltag wie das tägliche Duschen und Zähneputzen.

Aber nehmen Sie sich auch Zeit, während Sie aktiv sind. Es muss nicht immer alles in Galopp erledigt werden. Bleiben Sie sich auch in diesen Situationen Ihrer selbst bewusst. Wie schade ist es, wenn Sie am Ende des Tages nicht einmal wissen, wie das Wetter war. Sie haben es einfach nicht wahrgenommen und damit eine wertvolle Kraftquelle verschenkt.

Neben den Minuten der bewussten Entspannung sind es diese Augenblicke des Wahrnehmens, die unser Leben bereichern. Während Sie über eine Aufgabe nachdenken, eine Arbeit erledigen, können Sie kurz zum Fenster hinausschauen und sich für eine Sekunde über die Sonne freuen, einen Moment an Ihren Liebsten denken oder einfach sich selbst fühlen. Sofort spüren Sie, wie die Freude Ihnen Kraft gibt.

Hetzen Sie nicht durch Ihr Leben, genießen Sie Ihre Stationen, während Sie Ihren Weg entlangschlendern. Viele kleine Freuden warten darauf, von Ihnen entdeckt zu werden.

Nehmen Sie sich Zeit für Gespräche. Sie werden viel erfahren, wenn Sie sich Zeit nehmen, zuzuhören.

Nehmen Sie sich Zeit hinzuschauen, und Sie werden viel sehen.

Mit einem bewussten Leben, mit der Ruhe, auch einmal stehen zu bleiben und etwas zu bewundern, bezeugen Sie Ihrem Dasein Respekt. Sie geben Ihrem Leben einen Sinn.

Kosten Sie Ihre Lebenszeit aus, und freuen Sie sich über jeden Tag, jede Stunde und Sekunde, die Ihnen zur Verfügung steht.

Kleine Tricks zum Durchhalten

Sie haben dieses Buch in der Hand und beschlossen: So will ich es machen. Ab sofort werde ich mir mehr Zeit für mich nehmen. Ich will mein Leben ändern und täglich für mich sorgen. Auf Stressfaktoren werde ich achten und diese schon im Keim ersticken. Leider gibt es da noch den berühmt-berüchtigten inneren Schweinehund. Anfängliche Euphorie flaut ab, immer öfter kommen andere Dinge dazwischen, und mit der Zeit wird aus der täglichen Entspannungsübung eine wöchentliche, eine monatliche und dann eine verschwommene Erinnerung. Damit das nicht passiert, gibt es kleine Tricks, die Ihnen beim Durchhalten helfen.

Stundenplan/Kalender: Tragen Sie Ihre täglichen Entspannungszeiten als feststehende Termine in Ihren Kalender ein. Wenn Sie keinen Kalender führen, können Sie auch einen einfachen Stundenplan erstellen mit festen Zeiten für Entspannung.

Listen: Machen Sie Listen von Dingen, die Ihnen gut tun. Sie können Entspannungs-, Ablenkungs-, Partnerschaftszeit- und Familienzeit-listen anfertigen.

Ein Bad können Sie unter »Entspannung« notieren, diese Zeit gehört Ihnen alleine. Aber es passt auch unter Partnerschaft. Vielleicht macht es sich Ihr Partner neben der Wanne bequem und liest Ihnen etwas vor? »Ablenkung« wäre zum Beispiel Sport oder ein Spieleabend. Diese Punkte können aber auch »Familienzeit« sein.

Diese Listen geben Ihnen Inspiration, wenn Sie einmal keine Idee haben, was Ihnen gut tun könnte.

Tagebuch: Führen Sie ein Positiv-Tagebuch. Jeden Abend nehmen Sie sich ein paar Minuten Zeit und schreiben auf, was Sie sich an diesem Tag Gutes getan haben. Leere Seiten fallen sofort auf, und Sie können gegensteuern.

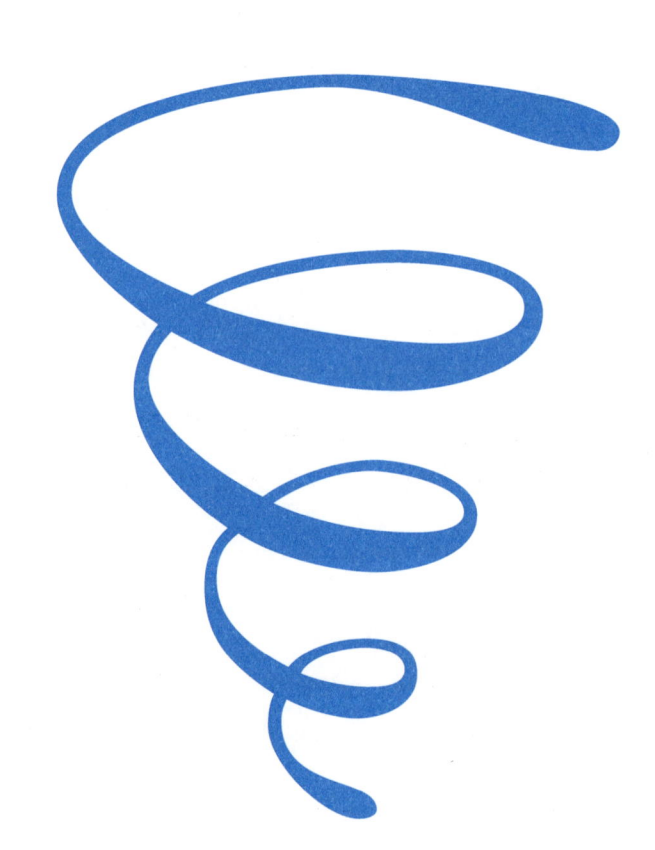